浙江省医学会、杭州市卫生和计划生育委员会、杭州文化广播电视集团
联合推出电视栏目《相约健康》系列丛书

关注身体的危险信号

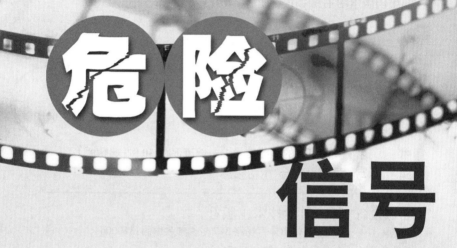

——健康追踪50例 典藏版

U0284945

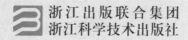

浙江出版联合集团
浙江科学技术出版社

图书在版编目(CIP)数据

关注身体的危险信号 : 健康追踪 50 例 : 典藏版 /
杭州电视台·生活频道编写. -- 杭州 : 浙江科学技术出
版社, 2015.4

ISBN 978-7-5341-6566-5

Ⅰ.①关… Ⅱ.①杭… Ⅲ.①保健 – 普及读物
Ⅳ.①R161-49

中国版本图书馆 CIP 数据核字(2015)第 061465 号

书　　名	关注身体的危险信号——健康追踪 **50** 例(典藏版)	
编　　写	杭州电视台 生活频道	

出版发行　浙江科学技术出版社
　　　　　地址:杭州市体育场路 347 号　邮政编码:310006
　　　　　办公室电话:0571-85176593
　　　　　销售部电话:0571-85176040
　　　　　网址:www.zkpress.com
　　　　　E-mail:zkpress@zkpress.com

排　　版	杭州兴邦电子印务有限公司
印　　刷	浙江新华数码印务有限公司
经　　销	全国各地新华书店

开　　本	710×1000　1/16	印　张	15.25
字　　数	250 000		
版　　次	2015 年 4 月第 1 版	2015 年 4 月第 1 次印刷	
书　　号	ISBN 978-7-5341-6566-5	定　价	22.00 元

责任编辑　余旭伟		**责任美编**　金　晖	
责任印务　徐忠雷		**责任校对**　张　宁	

序 言
PREFACE

随着经济社会的快速发展和人民群众生活水平的不断提高,健康越来越受到人们的重视。人们对健康有个生动的比喻:健康是 1,其他都是 0,只有 1 的存在,后面的 0 才有意义。这些年来,我省医疗卫生事业不断发展,城乡居民的健康素质不断提高,人均期望寿命从 2000 年的 74.88 岁提高到 2009 年 76.69 岁。但是,由于环境、气候和人类饮食结构、生活方式的不断变化,我省城乡居民的疾病谱也发生了明显改变,慢性非传染性疾病已成为居民死亡的主要病因。世界卫生组织研究表明:控制危险因素可减少 80% 的心脏病和 40% 的肿瘤发生。因此,积极开展健康教育,大力普及医学知识,提升公众健康素养已成为各级各类卫生部门、学术团体和新闻媒介的工作重点。

近几年来,浙江省医学会、杭州市卫生局和杭州文广集团在杭州电视台生活频道联合推出一档由医学专家剖析典型医案的健康故事节目——《相约健康》,深受公众的欢迎和好评。此次他们从已播出的数百期电视节目中精选了部分节目文稿,编印成丛书——《关注身体的危险信号——健康追踪 50 例》,讲解了每个案例的身体征兆、分析建议、采访实例、专家提醒等内容,图文并茂,通俗易懂。该丛书由浙江大学医学院附属第一医院、第二医院、邵逸夫医院等 50 名医学专家根据不同的医案参与汇集编著,不仅对公众居家保健和寻医问药具有较高的参考价值,而且对基层医务人员的临床实践也颇具借鉴意义。希望通过此丛书的推出,能给读者带来健康的新理念和提供具体的健康教育和帮助。

浙江省卫生厅厅长 杨敬

《相约健康》
电视栏目主创人员

制 片 人：毛国雄

主 持 人：王 和

编 导：邵珍珍 金冯颖 任 婧 秦 琳 寿 俊

摄像、后期：唐一凡 龚智磊 赵 辰

法律顾问：浙江天卫律师事务所 赵丽华

浙江浙杭律师事务所 方志华

监 制：王 莉 方健国 王明华

总 监 制：骆华伟 陈卫强 於 敏 徐佳伦

目　录
CONTENTS

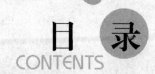

头、颈部

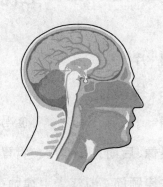

胸　部

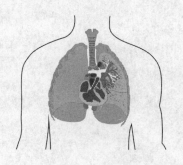

腰、腹部

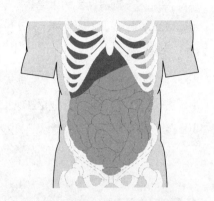

血液、骨骼

其 他

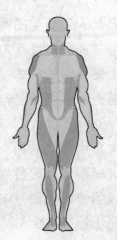

宝宝为何不认妈

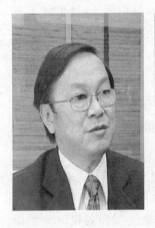

瞿 佳

温州医学院院长，温州医学院眼视光医院院长、主任医师、教授、博士生导师，中华医学会眼科学会副主任委员、眼视光组组长，浙江省医学会副会长、眼科学分会候任主任委员、医学教育分会主任委员。从事眼科、视光学临床诊疗、教学和研究工作近30年，主要研究近视的发生发展和干预机制，视觉功能，视觉发育等。

身体征兆

都说，刚出生的孩子和妈最亲，只有妈妈抱着的时候，宝宝才最有安全感。可是姚女士却发现自己3个月的女儿很奇怪，虽然出生后她一直和自己在一起，但不管自己如何想方设法跟她玩，她就是不看妈妈一眼。这究竟是怎么回事？

分析建议

正常情况下，3个月大的婴儿能追随大物体的移动，如果发现孩子3个月了眼睛还不能追随妈妈的脸，可能是眼睛有问题，应该去眼科医院让医生做全面检查。

采访实例

姚女士怀孕8个多月早产生下了女儿，虽然孩子长得单薄弱小，却给全家人带来了喜悦。但让姚女士奇怪的是，女儿落地后，她的头总是歪着的，而且到现在已经3个月了，还不会主动地转过头来看妈妈一眼。

记者：你当时有什么感觉？

姚女士：无论我怎么逗她，她都不太主动看我一眼。开始我以为孩子是因为早产发育晚的缘

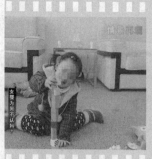
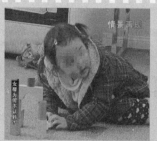
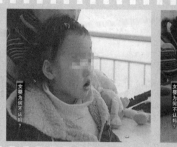

故,也没太在意。

　　尽管姚女士心里有点疑惑,但是看到女儿能吃能睡的样子,她也就不多想了。以后,姚女士经常拿一些玩具逗孩子,但是她发现,孩子的目光总是不在她身上,对于色彩鲜艳的玩具,孩子也无动于衷。

　　在宝宝3个多月时,姚女士带她去医院做常规检查。当她向医生提起宝宝的眼睛不会看她时,医生让她赶紧带女儿去眼科检查,而这一检查,让姚女士大吃一惊。检查发现,宝宝的双眼竟然患有不同程度的先天性白内障,并且左眼几乎看不见了。

　　记者:当时有没有想过孩子的眼睛有病?

　　姚女士:我根本就不相信,因为她的眼睛看起来是那么有神。

　　先天性白内障是儿童常见的眼病,它是造成儿童失明和弱视的重要原因。由于先天性白内障在早期即可以发生剥夺性弱视,因此其治疗又不同于一般的成人白内障。

　　记者:儿童的白内障和成人有什么区别?

　　主任医师瞿佳:成人如果患了白内障看不见的话,做了白内障手术以后就能看见,而孩子就不同了。因为成人在患白内障之前,其整个视觉系统都已经发育好了;而孩子患白内障时视觉还未发育成熟,由于进入眼睛的光线从小就被挡着,所以物体就不能在眼睛里成像,视神经也就不能够正常发育了。所以先天性白内障要尽早发现,尽早治疗。

　　姚女士的家在新疆,自从出生不久的女儿被查出患有先天性白内障后,她想尽快给孩子手术,但限于当地的医疗条件,医生建议她赶紧带上女儿,上北京接受手术。

　　姚女士怀着忐忑不安的心情带着女儿去北京,到北京的一家大医院接受检查后,医生很快为她做了左眼白内障摘除术。手术顺利结束了,姚女士心中的一块石头也终于落了地。但事情远没有姚女士想象中的那么简单,

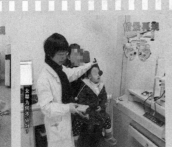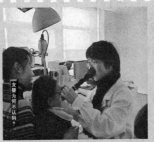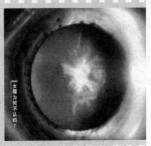

由于宝宝才3个月大,左眼白内障摘除后一时还不能植入人工晶状体,因此,新的麻烦又来了。

记者: 手术后还有什么问题吗?

主任医师瞿佳: 小孩子的眼球会不断发育,如果放了人工晶状体,随着以后眼球的变大变长,原先的人工晶状体大小就不合适了,所以又要换,这是不可取的。

手术后,由于宝宝的左眼一时不能植入人工晶状体而处于高度远视状态,因此视力比右眼差了很多。

记者: 那怎么办呢?

主任医师瞿佳: 如果摘除了白内障以后不管它了,虽然光线是进去了,但是成像还是模糊的,所以这样的视觉发育是不完整的。所以手术后,宝宝还要接受视力训练和矫正,这还是一项长期的任务。

记者: 还要进行哪些训练?

主任医师毛欣杰: 这些矫正训练可能需要一个比较长的时间,包括框架眼镜的验配、隐形眼镜的验配。只有这样,她以后的视觉恢复才会比较好一点。

从此,宝宝的脸上多了一副用于视力训练的厚重框架眼镜。但每次佩戴眼镜,宝宝都不愿意配合。

记者: 为什么要戴这么厚重的眼镜?

主任医师毛欣杰: 因为远视度数越高,镜片就越厚,所以孩子需要戴很厚的远视镜片。

姚女士: 她不喜欢戴这眼镜,经常会用手把它抓下来,还经常把它摔破。

为此,姚女士非常无奈,而更多的还是担心,因为医生说,孩子必须通过佩戴眼镜,加强视力训练,才能慢慢恢复,但是现在宝宝连眼镜也不愿意戴,她的眼睛何时才能恢复呢?

那么,有没有更好的办法让宝宝避免戴这么厚重的眼镜呢?或者,是否可以让宝宝改戴隐形眼镜来矫正视力呢?当时姚女士问了几家医院,医生都说不行。

记者:为什么不能用隐形眼镜来矫正视力呢?

主任医师瞿佳:因为一般的隐形眼镜不透氧,如果安全卫生做不好的话,会引起炎症之类的问题。

由于宝宝做了单眼白内障手术,所以两只眼睛的视力不一样,这样就会形成弱视,所以,手术后除了让她左眼戴上眼镜矫正视力外,还必须把她的右眼遮起来。

记者:视觉训练应该怎么做?

主任医师毛欣杰:手术完以后要马上进行验光配镜,把准确度数的眼镜给孩子戴上,再进行一些视觉训练,同时把好的眼睛定期遮盖起来,让差的眼睛去看清楚的东西,以刺激孩子视觉发育。

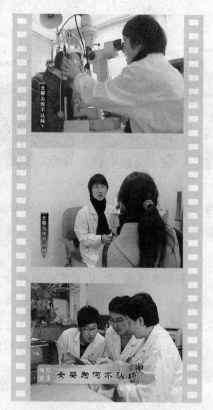

记者:为什么要进行这样一个训练?

主任医师瞿佳:先天性白内障患儿往往会有弱视,弱视就是经矫正后眼睛达不到同龄儿童的正常视力或两只眼睛的视力不一样。对于弱视,现在最好的办法还是遮盖疗法,或者进行一些视觉训练。

这样,姚女士的女儿在手术后,不仅要一直戴着厚重的框架眼镜,还要把正常的右眼用不透光的眼贴盖上,而这对于才几个月大的孩子来说,实在是个很大的负担。

姚女士:每次换眼贴时她都号啕大哭,因为她眼睛周围的汗毛、眉毛有时候也会被粘下来。

看着女儿小小年纪就戴着厚重的眼镜,右眼还被眼贴遮盖着,姚女士看在眼里疼在心里。如果这样的状况要一直伴随着女儿的成长,那真是不可想象的。为了给女儿寻找更好的训练、矫正视力的办法,通过上网查询,姚女士带着女儿,从新疆专程赶到浙江来求医。

让姚女士喜出望外的是,经过检查,女儿完全可以告别厚重的眼镜和遮挡右眼的眼贴,取而代之的是适合小孩戴的隐形眼镜。

记者:儿童的隐形眼镜和大人的隐形眼镜有什么区别?

主任医师瞿佳:现在有了高透氧的角膜接触镜(RGP),这种隐形眼镜比较适合小孩子戴,我们医院就有很多这种病例。因为角膜接触镜是跟角膜贴在一起的,所以没有物像不等的情况,戴起来以后视觉是清晰的,而且可以做到两只眼睛共同发育,这样对小孩很有好处。

宝宝终于不用再戴笨重的框架眼镜了,也不用每次在换眼贴的时候疼得直哭了。看到女儿戴上角膜接触镜后高高兴兴的样子,姚女士笑了。

专家说,等孩子再长大一点,左眼就可以做人工晶状体置入术了,那时候,她就能彻底摆脱眼病的困扰了。

记者:什么时候能做人工晶状体置入术?

主任医师毛欣杰:到了一定的年龄(两三岁以后),可以考虑做人工晶状体置入术;也可以通过框架眼镜、隐形眼镜的佩戴,使度数稳定下来,然后再装人工晶状体。

记者:为什么孩子的父母没有白内障,而孩子会患上先天性白内障呢?

主任医师瞿佳:先天性白内障有些与遗传有关,还有一些与胎儿在母体内发育的环境有关,比方说孕妇吃了某种药物,或者是感染了病毒,当然,还有很多原因目前还不清楚。

专家提醒

先天性白内障不同于成年人的白内障。老年性白内障经过手术可恢复视力;而先天性白内障不及时手术,错过了治疗期,很有可能就永远失明了。所以对先天性白内障一定要及时发现,及早治疗。如果说宝宝出生以后,到了一定的时间,他的眼睛不能追随着父母,或者他的视力跟正常的小孩有一些差异,就要及早到医院去检查。

健康小贴士

母亲怀孕时营养代谢失调,导致维生素 A 缺乏、钙代谢异常;早期感染风疹、麻疹等病毒,都可能引起胎儿先天性白内障。要预防先天性白内障,妇女怀孕前 3 个月应杜绝不良的生活习惯,如吸烟、饮酒等;还要避免经常感冒,以减少病毒感染的机会,尽量避免用药。

瞿

佳

宝宝为何不认妈

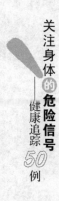

老烟枪的声音嘶哑之谜

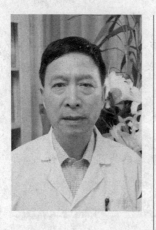

汪审清

浙江大学医学院附属第一医院耳鼻咽喉科主任、主任医师、教授，中华医学会耳鼻咽喉、头颈外科分会委员，浙江省医学会常务理事、耳鼻咽喉科分会前任主任委员。擅长于耳鼻咽喉、头颈外科疾病的诊治，对耳鼻咽喉、头颈肿瘤的诊断和治疗有丰富的临床经验。

身体征兆

人到中年的王先生，有一天，说话时声音突然变得嘶哑。让他奇怪的是，过去感冒引起声音嘶哑，都伴有头痛、鼻塞等症状，而这次却没有；过去的声音嘶哑过不了一周就好了，而这次竟持续了好几个月。究竟是什么疾病在作怪？

分析建议

年龄超过40周岁，有长期吸烟史的人出现不明原因的声音嘶哑，时间持续超过2周时，应上医院找耳鼻喉科专科医生检查。

采访实例

半年前，50出头的王先生遭遇了一次奇怪的"感冒"，当时，他觉得自己说话的声音有点儿嘶哑，但是喉咙不痛，也不难受。

让王先生感到奇怪的是，以前感冒引起的喉咙嘶哑总伴有头痛、鼻塞等症状，但这次除了声音嘶哑之外，并没有出现头痛、鼻塞等症状。

王先生：因为我平时不喜欢上医院，遇到感冒，一般只是自己弄点药吃吃，就对付过去了，所以这次我也没太在意。但是这次的声音嘶哑持续了几周也没有好转的迹象，反而越来越严重了。

记者：跟别人讲话时，他们有没有发现？

王先生：发现了，他们都说我的喉咙肯定有问题了。

王先生的声音嘶哑持续了几个月后，不仅他自己，就连他的家里人也感到不安了：要是一般感冒应该早就好了，会不会得了其他疾病？

记者：你有没有去医院检查？

王先生：我老婆催了我好几次了（去看病）。因为我们村子里也有些人有声音嘶哑，他们去看过，医生说是声带息肉引起的。

在老婆的催促下，王先生就去了趟医院。没想到，医生在他的咽喉里还真发现了息肉。

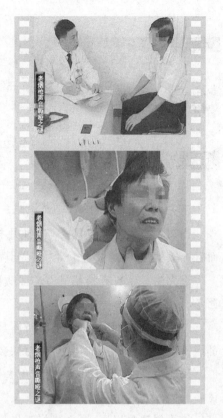

王先生：医生说我也是声带息肉，还给我做了手术。

声带息肉的典型表现就是声音嘶哑，只要通过手术把息肉拿掉，很快就可以恢复正常发音的。

手术后，老王的心终于放了下来，也许恢复一段时间，声音就正常了。但是进一步的检查发现，王先生声音嘶哑的原因不仅仅是声带息肉这么简单。

王先生：切片化验报告出来后才知道的，医生告诉我是喉癌。

喉癌是一种比较常见的恶性肿瘤，顽固性的声音嘶哑是喉癌的早期表现之一。因为喉癌常累及声带，即使肿块体积再小，也会出现声音嘶哑。

医生说，一般喉癌早期就会出现声音嘶哑，患者往往会误以为是感冒或咽喉炎所致。与一般感冒和咽喉炎不同的是，喉癌引起的声音嘶哑会进行性加重。

主任医师汪审清：这种声音嘶哑是逐渐加重的，而且一般的治疗没有效果。

其实在王先生20多岁的时候，就为疾病埋下了祸根，因为他那时就与香烟结下了不解之缘。

汪审清

老烟枪的声音嘶哑之谜

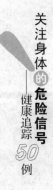
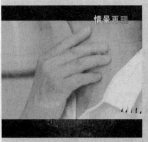
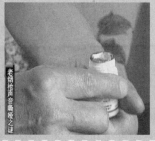
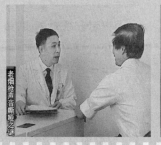

王先生：觉得好玩嘛，抽几根玩玩。

当初是受周围朋友的影响，抽几根玩玩的，没想到玩着玩着就上瘾了，而且一吸就吸了 30 多年，成为名副其实的老烟枪了。

王先生：后来越抽越多了，就习惯成自然了，现在每天基本上要抽一包半。

由于长期抽烟喝酒，老王的身体日渐消瘦，到了 40 多岁的时候，他的胃部经常会感到一阵阵的疼痛，有时候会持续半个小时以上。

王先生：我去医院里看过好几次了，做胃镜也做了好几次，医生说是胃溃疡，主要和吃辣的、喝酒、抽烟有关。

得了胃溃疡以后，医生建议王先生戒酒戒烟，但王先生依旧不改自己的嗜好，每天还是雷打不动地喝半斤白酒，吸三四十支香烟。

记者：现在患者的情况怎么样？

主任医师汪审清：这个患者是个早期的肿瘤，肿块局限于一侧声带上面。声带是一个带状的结构，它是一个发声的基本功能单位，如果声带上长了肿瘤，早期的症状就是声音嘶哑。

让王先生感到欣慰的是，检查结果显示，他的喉癌还处于早期阶段，这对治疗非常有利。

主任医师汪审清：如果肿瘤长到非常大了，把喉堵住了，就会出现呼吸困难，那就是晚期了。

医生说，过去大部分喉癌患者都要把整个喉管拿掉。这样的话，手术会带来两个问题：第一，患者说话的功能没有了，第二，患者只能从颈部呼吸。但现在的治疗已经有了很大的进步。

主任医师汪审清：现在我们逐步认识到，如果是早期肿瘤，切掉喉的一部分，还能保留喉的一部分功能，会给患者带来很大的方便。

通过进一步检查，确定了喉部肿瘤的位置和范围之后，医生决定为王先

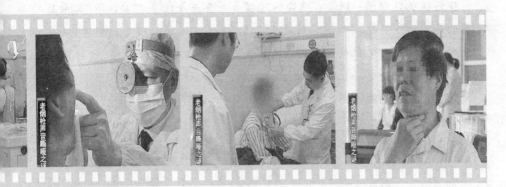

生实施肿瘤切除手术,并尽可能地保留其正常说话的功能。

主任医师汪审清: 切除肿瘤以后,这部分组织就缺损了,我们就用旁边的其他材料把缺损的地方填补起来。一般是把2/3的甲状软骨板切掉,用颈部的肌筋膜填补进去就行了。

手术进行得很顺利,医生不仅把王先生咽喉部的肿瘤彻底切除掉了,而且把切除部分的喉通过手术进行修复,同时还保留了未受肿瘤侵犯的部分喉,以保留他说话发音的功能。

主任医师汪审清: 手术以后的几天,他必须戴一个气管切开的管子,主要目的是使喉部尽快长好。另外,手术后要给患者足够的营养,可以通过胃管喂东西,汤、牛奶,都可以灌。

手术以后一个星期,医生拔掉了插在老王气管上的管子,两个星期之后,老王就恢复了正常饮食,很快就可以出院了。这时的老王尽管仍能说话,但声音还是有点嘶哑。

记者: 汪医师,老王手术后的声音能恢复正常吗?

主任医师汪审清: 由于一侧声带切掉了,即使做了修复,它的运动功能还是会受到一定的影响,所以说话的声音可能跟以前还是有点差距,但是他已经有了一个非常好的结果。

医生说,王先生还是幸运的,由于喉癌长在声带上,早期便引起了声音嘶哑;要是长在喉的其他部位,声音嘶哑的症状出现较迟的话,被发现时可能就不是早期了。

主任医师汪审清: 如果喉部肿瘤长在声带以外的部位,出现声音嘶哑的时间就比较迟,这时出现的症状可能比较复杂,包括咽痛、咳嗽、痰中带血、吞咽受阻、呼吸困难等,而且出现的先后次序可能有所区别。

专家说,喉癌的病因比较复杂,但患者绝大多数有长期吸烟史,所以以男性为多见。

主任医师汪审清：烟草在燃烧的过程当中会产生很多有害物质，其中最主要的是尼古丁。这些物质能刺激呼吸道，使呼吸道的黏膜受到损害，从而诱发肿瘤的形成。其他的诱发因素有不良的生活习惯、生活环境、遗传因素等等。

除了长期过度吸烟外，接触有害化学气体、喉咙长期使用不当等，也是喉癌的发病原因。

专家提醒

为了有效地预防喉癌，首先提倡戒烟。如果咽喉部出现不适症状（尤其是老烟枪），一定要及时上医院接受检查。如果出现不明原因的声音嘶哑、喉痛、痰中带血或者呼吸不畅等症状，首先要去医院就诊，争取早期诊断早治疗。

奇特的"河马颈"

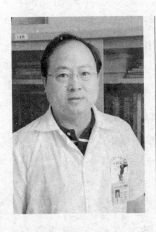

吴溯帆

　　浙江省人民医院整形外科主任、主任医师，浙江省医学会理事、整形外科学分会主任委员。擅长于头面部、四肢及乳房的畸形整复和美容手术。

身体征兆

　　刚过 50 岁的老顾发现自己的颈部长了一块肿物，但不痛也不痒。随着时间的推移，老顾的脖子就像充了气的皮球一样鼓起来了，慢慢地殃及到面部、肩部和背部，最后竟变成了"河马颈"、"驼峰背"了。

分析建议

　　对于这种身体上出现的异常肿块，应该尽早去医院就诊。医生通过望诊和触诊得到一个初步的印象，然后再通过仪器（如 B 超、CT、磁共振等）检查，判断肿块内部的密度、血供情况，可以得出一个大概的诊断，必要时还可以取一小块组织做病理检查，就可以基本明确诊断了。

采访实例

　　第一次看到老顾，是在浙江省人民医院的整形外科门诊，当时他和妻子静静地坐在门诊走廊边的椅子上，想要避开别人的眼光。但是他的长相实在太奇特，总免不了有人回头多看他们几眼。

　　老顾妻子：每个人都看的，有的人还问他，你这是怎么了？是怎么回事？有时候，他都烦了，不

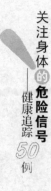

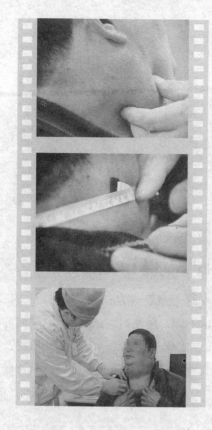

肯回答他们了。

整形外科医生看到老顾时也大吃了一惊，虽然他个子不高，人也很瘦，但是上半身却出奇的大，尤其是他的脖子，比脑袋整整大了一圈，这样就使他整个人看上去很不协调。医生拿出卷尺给他量了一下，发现他的脖子周径已经达到了 58 厘米，比正常人粗了 20 厘米左右。

为了搞清楚老顾脖子里面到底长了什么，医生让他做了 CT、磁共振检查，检查结果出来以后，连医生都感到十分意外。

记者：检查结果是什么？

主任医师吴溯帆：我们给他做了一些常规检查，还有 B 超、CT、磁共振，主要是想看一下这些肿大的组织到底是什么东西，最后发现都是脂肪组织。

通过详细的身体检查，医生发现老顾除了脖子肿大以外，双侧的肩部、背部以及腋下都因为脂肪堆积而变得异常肥大，尤其是颈部和前胸部。

主任医师吴溯帆：肿块内基本上全是脂肪，就像一堆油一样。脖子、肩膀，甚至大腿，都有脂肪沉积，最主要的还是颈肩部。

通常一个人的脖子异常肿大，我们首先想到的就是甲状腺肿大，但是，老顾除了脖子以外，前胸和颈后也异常肿大，显然跟甲状腺肿大不一样。

主任医师吴溯帆：颈部肿大最常见的原因是甲状腺肿大。以前食盐里面缺碘导致的甲状腺肿大很常见，现在食盐里统一加碘了，甲状腺肿大就很少见了。这个患者在短期内突然出现颈部肿大，肯定不是甲状腺肿大。

像老顾这样的患者医生还是头一次遇到，所以一时又下不了结论。而详细的检查结果又显示，除了肝功能指标不太好和高血压以外，老顾身体的各项指标基本正常。那到底是什么原因使老顾变成这副模样了呢？医生通过仔细询问病史后了解到，老顾有一个习惯，就是喜欢喝酒。难道老顾的这个情况跟长期喝酒有关？

老顾平时没什么爱好，就是有事没事地喜欢喝两口，从 16 岁起第一次喝酒到现在,已经喝了将近 30 年。

老顾:每天要喝三四斤黄酒,早上起床就要喝,白酒也能喝六七两,啤酒就更不用说了。

老顾的妻子告诉我们,老顾不仅酒量大,而且胆量也很大。因为他的职业是客车司机,每天都要开车,大家都知道开车是不能喝酒的,如果开车前喝酒,这安全就没有保障了。老婆和孩子都劝他,让他赶紧戒酒,但是他总说,如果不喝酒就不会开车了。

老顾:早上不开车,喝点酒,状态就比较好一点。要是不喝酒,下午就不会开车了。

就这样,家人的担心和劝阻并没起到作用,老顾每天还是照喝不误。

2006 年 7 月的一天,老顾无意间摸到自己脖子上有一个小肿块,用手按着是软软的,不痛不痒,所以就没把这件事放在心上。可是渐渐地,这个肿块变得越来越大,脖子也慢慢地鼓了起来,老顾没办法,只能去医院配点药吃吃,但是肿块却一直没消掉。

老顾:医生说开点药吃吃就好了,可是一点用都没有。我也不知道是怎么回事。

转眼三年过去了,到了 2008 年下半年,老顾的脖子就像气球一样急剧扩大,很快,整个颈部就像个肿胀的肉团,连脑袋都陷了进去,看上去就像个"河马颈"。"河马颈"不仅影响了外观,也影响到了老顾的工作。因为"河马颈"的牵制,老顾没办法自如地转动脖子,所以现在连车都开不了了。

老顾妻子:脖子无缘无故大了很多,我们担心他的脖子上会不会长了肿瘤或者其他什么毛病,于是赶紧催着他去大医院再看看。

记者:吴医师,这是种什么病?

主任医师吴溯帆:实际上这是个弥漫性脂肪瘤,我们称为马德隆(Madelung)综合征。这种病在临床上非常少见,其发病跟长期饮酒有关。在 1884 年,一个名叫 Madelung 的学

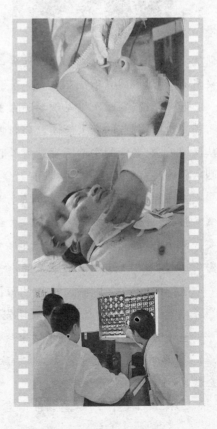

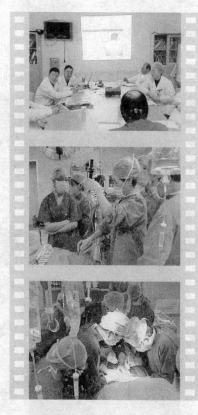

者最早报道了30例这样的病例,所以这个病是以他的名字命名的。

马德隆综合征又称为多发性、对称性脂肪组织增生症或者肥颈综合征,患者主要分布在地中海周边地区,而在我国非常罕见。长期大量摄入酒精是其发病的主要原因。

我们都知道,酒喝多了一般会引发脂肪肝、胃出血、脑损伤等疾病,可是老顾偏偏发生了马德隆综合征。医生说,像他这么严重的情况靠药物已经不可能治愈,需要做手术将脂肪瘤切除。但是脖子这个地方比较特殊,这里面有大动脉、食管、气管等重要的组织和器官,所以手术的风险比较大。

主任医师吴溯帆:现在患者的脖子转动很不方便,不要说开车,再发展下去连生活都会受到影响。如果压迫到气管、食管,就会影响到呼吸、进食,所以需要手术治疗。但最主要的还是要戒酒,否则术后会很快复发。

通过详细检查,医生发现老顾除了大面积脂肪堆积以外,还有肝功能损害和高血压,颈部的巨大瘤体也会影响到麻醉,如果贸然做手术,风险很大。从谨慎考虑,老顾的主治医生邀请了心内科、麻醉科、感染科、放射科和耳鼻咽喉科等科室的主任进行了术前大会诊。

主任医师吴溯帆:那天参加会诊的主要有心内科、麻醉科、感染科、耳鼻咽喉科、放射科、肝胆外科的医生,看看这个患者是否能够承受手术,手术中要注意哪些情况。因为除了患者的身体因素之外,还要考虑手术创伤带来的影响。患者的诊断还是比较明确的,会诊的主要目的是采取何种手术方案。

医生说,由于老顾脂肪堆积的范围太大,一次手术很难将其全部切除,当务之急是要把脖子上的脂肪团块先切除掉,以解决他的颈部压迫症状。

主任医师吴溯帆:第一步切除颈部正中的脂肪组织,先解除对气管的压迫;第二步再考虑改善美观状态,切除肩膀、耳后的一些脂肪组织。为了安全起见,手术可能会分两次做。

2月23日上午9点,老顾被推进了手术室。手术开始前麻醉医生要先给老顾插管，一般这个过程是在患者暂停呼吸的状态下进行的，但是老顾的情况特殊，如果在这样的情况下给他插管，万一插不进去，厚厚的脂肪又会给气管切开带来阻碍，那样风险就很大，所以医生在老顾保持自主呼吸的状态下给他实施了难度比较大的气管镜引导下的插管麻醉。

记者：手术难度大吗？

主任医师吴溯帆：手术当然有困难，因为病变组织比较大，手术中出血比较多，术后还可能发生渗血，如果形成血肿会压迫气管。所以术前我们请了很多专家会诊。

医生小心翼翼地在老顾的脖子上开了一个口子，并把他脖子前方大块的脂肪逐一地切除掉。时间一分一秒地过去了，医生先前担心的情况并没有发生。5个小时后，手术顺利完成了。

这天是拆线的日子，老顾和家人焦急地等待着奇迹的出现。纱布一点点被拆开了，缠绕在老顾心里头的烦心事终于消失了。但是医生告诫他，虽然前期手术很成功，可是千万不能掉以轻心，一定要戒酒，否则疾病很可能会复发，甚至恶化。

主任医师吴溯帆：在检查时发现，患者的纵隔也有脂肪堆积，这样对他的心功能可能有一定的影响。另外，他的血压也比较高，所以胸腔里的脂肪只能通过戒酒、规律饮食慢慢调整。

拆完线老顾就可以回家了，但是有一件事老顾始终搞不明白：像他这样喜欢喝酒的人很多，有些人甚至比他喝得还多，为什么偏偏只有他得了这个病呢？

专家提醒

大家知道，长期大量饮酒会对肝脏造成损害，使肝细胞发生一些病理变化。这个患者就是这样，喝酒引起肝功能不好，造成脂肪代谢紊乱，就使脂肪堆积在脖子和肩膀上。但并不是每个酗酒的人都会出现脂肪堆积，也许这跟个体的身体素质也有关系。

健康小贴士

酒精进入体内后在肝脏分解，如果长期大量饮酒，会给肝脏带来很大的负担，久而久之就会造成身体的各种疾病，比如马德隆综合征。所以饮酒要适量，不要相互劝酒、比拼，更不可酗酒成瘾。建议平时饮酒要控制在一定的范围之内，每次饮酒时，啤酒不超过 1 瓶（750 毫升），黄酒和红酒不超过 200 毫升，高度白酒和药酒不超过 100 毫升。另外，不要天天饮酒，要给肝脏和身体以休整的时间。

吴溯帆

奇特的「河马颈」

奇怪的口腔溃疡

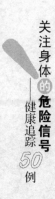

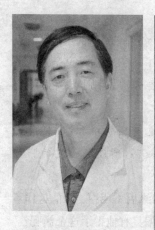

杨建民

浙江省人民医院消化内科主任、主任医师、教授、博士生导师，中华医学会老年医学分会消化病学组委员，浙江省医学会消化内镜分会副主任委员、消化病学分会委员。擅长于消化道肿瘤的早期内镜诊断与治疗，如内镜下黏膜切除术（EMR）、内镜黏膜下剥离术（ESD）及超声内镜介入诊断与治疗。

身体征兆

年近 50 的陈女士竟被口腔溃疡折磨了 10 多年。开始是吃硬的东西时痛，后来吃饭、喝水时咽下去都会痛。这不起眼的口腔溃疡，为何长期纠缠着陈女士？

分析建议

口腔溃疡多与 B 族维生素缺乏有关，常可自行愈合，但有时会经久不愈。陈女士口腔溃疡反复发作了 10 多年，并向下蔓延出现吞咽时胸骨后疼痛，这显然已不是一般的口腔溃疡了，应尽早去医院做系统的检查与治疗。

采访实例

今年 46 岁的陈女士，10 多年前患上了口腔溃疡。当时她年纪轻，从来就没把这个小病当回事。当时她自己还摸索出一套规律，只要发病的时候多注意休息，不吃任何药，溃疡也会自然好的。但是现在这种病不仅难以控制，而且还在不断加重。

陈女士：口腔溃疡一年比一年厉害起来，这里的溃疡还没好，那里又有一个出来了，而且越发越多。

近两三年里,陈女士越来越担心、害怕了,因为口腔里的溃疡竟然沿着食管往下蔓延了。

记者:现在有什么症状?

陈女士:以前吃硬的东西痛,现在吃饭、喝水都痛,晚上睡觉也睡不好。

因为长期只能勉强进食,陈女士连说话的力气都没有了,只能整天躺在床上。

不过,陈女士左思右想也想不出个所以然来,普通的口腔溃疡怎么会沿着食管向下蔓延,发展到这么严重的程度?

没办法,她只能上医院找医生去解决。医生在了解了她的病史以后让她住院做详细检查。

记者:杨医师,患者的口腔溃疡很严重吗?

主任医师杨建民:这个患者主要表现在两方面,一方面是口腔反反复复出现溃疡,整个病史有 11 年左右;另一方面是除了口腔溃疡之外,还有

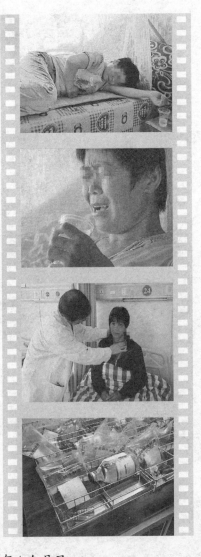

吞咽时胸骨后疼痛、有异物感,这个症状有 4 个月了。

医生说,像陈女士这么顽固的口腔溃疡很少见,一般口腔溃疡不会持续这么久,症状也不会这么厉害。医生的话让陈女士更加担心了,难道自己身上还隐藏着其他疾病?

主任医师杨建民:如果吞咽的时候出现胸骨后疼痛,往往提示食管有问题,要么是炎症,要么是溃疡,要么就是肿瘤。

为了进一步搞清楚病因,医生给陈女士做了胃镜检查。当看到屏幕上出现的坑坑注注、大小不一溃疡时,连有着丰富临床经验的医生也感到惊讶了。

主任医师杨建民:胃镜检查时我们吃了一惊,觉得她的溃疡很特别。最

杨建民

奇怪的口腔溃疡

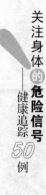

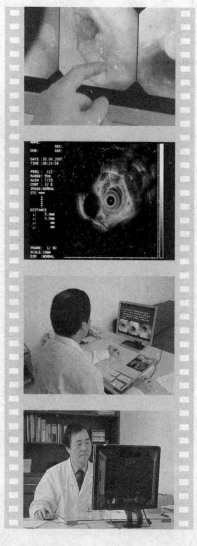

大的溃疡位于食管中下端,它的边缘很锐利,而且程度比较深,侵犯也很广泛,大概2/3的食管被侵犯了。

医生接下去又给陈女士做了深入的检查,结果证明其他部位都没问题,问题就出在食管上。一般情况下,人的食管黏膜是光滑的,表面还有一些消化液以及黏液,这样食物进出不会引起疼痛的感觉。有了溃疡以后黏膜就破损了,黏膜下的一些组织就会暴露出来,进食之后,食物就会和这些溃疡产生摩擦,进而刺激痛觉神经,就会产生疼痛。

医生说,因为症状特殊,一时还不能确诊陈女士患的是什么病,但是根据分析,医生列出了四种疾病的可能:食管克罗恩(Crhon)病、食管结核、食管癌和风湿病当中的白塞氏病。

记者:杨医师,患者最有可能是哪种病?

主任医师杨建民:食管癌因为我们当时做了病理活检,而且这个溃疡的形态特点也不像,所以很快就排除了。白塞氏病的食管溃疡很少见(占整个消化道溃疡的1％左右),而且它的溃疡比较小,经过我们相关的会诊,这个可能性也很小。

医生排除了食管癌和白塞氏病的可能性,那么,剩下的只有结核和Crhon病了。但是,要从这两种疾病中确定一种,却不是件容易的事,因为两者的表现非常相似。

多项检查都一时难以确诊陈女士的病,于是,医生决定先做一个诊断性治疗,根据治疗反应再排除另一个疾病。

记者:做哪个诊断性治疗?

主任医师杨建民:我们当时用了抗结核治疗。在临床上诊断不太清楚的情况下,采取诊断性治疗措施也是鉴别诊断的一个方法。如果抗结核治疗一个月后，病情好转，就说明她得了结核病；如果没有好转，那么就不是结核病。

2006年4月份按结核治疗以后，陈女士回去过了一个月再回来时，情况更差了。

陈女士：出院回到家里越来越厉害了，药吃下去还是痛，说来说去一句话，治不好了。

正当陈女士的情绪越来越差，决定放弃治疗的时候，医生告诉她，她有救了，因为她的病已基本得到了确诊。不过，这让陈女士感到一头雾水。

主任医师杨建民：用了抗结核药物后，患者出现了低热，溃疡范围也明显扩大了，这样就不符合结核的诊断了，所以就把它排除了。这样回过头来就考虑食管Crhon病。

Crhon病是一种原因不明的系统性疾病，近年来国内发病率明显上升。Crhon病可发生于消化道的任何部位，以回肠末段及右半结肠为多见，累及食管者很少见。

医生说，如果陈女士的病再不治疗的话，她的溃疡还会逐渐加重，甚至可以引起纵隔和胸腔穿孔等严重后果。

主任医师杨建民：这个患者的特殊之处在于她是单纯的食管病变，用比较传统廉价的药物SASP治疗就可以了。

接下去的一个星期，医生增加了激素治疗，陈女士的体温很快下降了，疼痛也减轻了，渐渐地，她能吃一点东西了。

陈女士：不痛了，一点一点开始吃稀饭，3天以后就感觉好多了。现在人也胖起来了，口腔溃疡也全都好了。

纠缠陈女士11年的口腔溃疡终于痊愈了，她现在可以和正常人一样喝水、进食。面对这样的疑难疾病，除了医生的责任性之外，患者的坚持也十分重要。

专家提醒

如果碰到吞咽疼痛、吞咽困难等情况，还是要及时到医院就诊。因为食管的毛病还是挺多的，要早期进行检查、早期治疗，只有这样才能使疾病尽快痊愈。

杨建民

奇怪的口腔溃疡

不可轻视的脑卒中(中风)

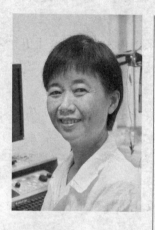

陈 眉

　　浙江省中医院神经内科主任医师、博士生导师,浙江省医学会神经病学分会副主任委员、物理医学与康复学分会常务委员。对脑血管疾病、脊髓和周围神经疾病的诊治有丰富的临床经验,在急性脑血管病的临床与实验研究及脑卒中急性期神经康复等领域有较高的造诣。

身体征兆

　　一直自己感觉身体不错的王女士有一天起床时突然跌倒在地。当其女儿发现她时,她的身体已经不能活动,话也讲不清楚了。让人意外的是,王女士被送到医院抢救后,竟然不配合医生,拒绝治疗。王女士究竟患了什么病?她为何拒绝治疗?

分析建议

　　患者出现上述情况时首先考虑脑卒中,应立即送医院抢救。一旦脑卒中导致脑神经细胞死亡以后,这部分细胞所承担的功能也随之丧失,基本上无恢复之可能。特别是缺血性脑卒中,如果不能在发病后3~6小时的有效"治疗窗"获得及时正确的超早期溶栓治疗,可以导致缺血半影带区域更多的脑细胞死亡,将带来更多更重的脑卒中残疾人。

采访实例

　　50多岁的王女士平时喜欢和朋友一起跳跳舞,所以她一直感觉自己身体不错。有一天早上一起床,她就突然失控跌倒在地。

记者：你是怎么发现妈妈跌倒在地的？

王女士女儿：我进去叫妈妈出来吃早饭，发现她躺在地上，动也不能动，话也讲不清楚了。

见此情景，王女士的女儿赶紧拨打120求救。接着，王女士被紧急送到浙江省中医院抢救。

王女士被送到急诊室后，经医生检查，有一侧肢体偏瘫，伴有失语，首先考虑脑卒中。她女儿一时还不相信，毕竟妈妈才50多岁，平时身体好好的，怎么就突然发生脑卒中了呢？但经过检查，很快证实了医生的估计。

记者：当时做了什么检查？

主任医师陈眉：做了头颅的CT及磁共振，证明确实是脑卒中。

脑卒中又称脑血管意外，可分为缺血性脑卒中和出血性脑卒中两大类，缺血性脑卒中又称为脑梗死。无论是缺血性脑卒中还是出血性脑卒中，都会造成不同范围、不同程度的脑组织损害，严重的还会危及生命，治愈后很多患者留有后遗症。近年来脑卒中的发病率不断增高，发病年龄也趋向年轻化。

记者：脑卒中是很严重的病吗？

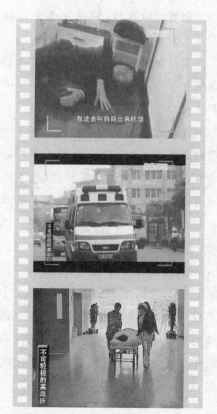

我进去叫妈妈出来吃早饭

不可轻视的高血压

主任医师陈眉：根据2008年的流行病学调查结果，脑卒中已经成为中国人死亡的第一大原因。一旦得了病，将给患者带来非常大的危害。

在诊断明确之后，正当医生对王女士积极展开治疗时，让人意外的情况出现了。

记者：发生了什么情况？

主任医师陈眉：患者一开始老是哭哭啼啼，药也不愿意用，一再对医生嚷嚷。仔细听了很久才明白，她在说：算了算了，医生不要给我治疗了，让我去吧，还是让我痛痛快快地去吧。

王女士为何要拒绝治疗呢？医生分析，很有可能是她患上了一种精神疾病。

记者：陈医生，王女士为什么不愿接受治疗？

主任医师陈眉：对这个问题有一个认识过程，前几年认为有一部分脑卒中患者可以出现认知和情感障碍；现在随着认识的逐渐深入，可以说百分之百的脑卒中患者都会出现不同程度的认知和情感障碍。由于患者在发病之前看上去很健康，有的可能是单位的领导，也可能是家庭的顶梁柱，突然间瘫痪了，他们会觉得，我原来什么事情都能做，现在却要靠别人来照顾了，会觉得很压抑，有一种不想活下去的感觉，所以有时候会拒绝治疗。这种情况称为卒中后抑郁。

要治疗王女士的抑郁症，首先要解开她的心结。经过了解，医生终于搞清楚了王女士的一个心结，于是积极联系了王女士所在社区的干部和她的家属。

主任医师陈眉：脑卒中以后，她的家属没有立即来看她，她就发脾气，无缘无故地找茬子。我们找到原因后，和她的社区进行联系，社区干部很快赶过来关心她，也做了她子女的工作，子女们也经常过来看她，她很高兴。

在得到家人的关心鼓励后，王女士终于肯配合医生接受治疗了。医生说，对于这一疾病，除了常规的药物治疗外，及时进行一些康复锻炼也十分重要。

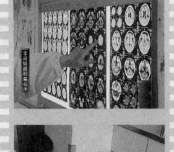

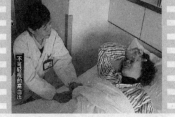

记者：陈医师，脑卒中患者应该怎样进行康复锻炼？

主任医师陈眉：脑血管病的诊疗常规包括改善循环，保护神经细胞，早期进行康复锻炼，促进肢体康复。我们浙江省中医院在神经内科配备了专门的康复师，康复师会根据患者的具体情况制定合理的康复计划，指导患者有效地进行锻炼。这样，随着疾病的逐渐好转，患者的肌肉能够协调运动，争取恢复比较好的生活质量。

在家属的关心鼓励下，经过一段时间的积极治疗和康复锻炼，王女士不仅情绪好了，半边瘫痪的身体也逐渐得到了康复。她终于从脑卒中的阴影中走出来了。但让她想不明白的是，她为何会突然发生脑卒中呢？

记者：陈医生，王女士的脑卒中是什么原因引起的呢？

主任医师陈眉：她女儿说，患者原来有高血压，也在吃药，但她老是把吃药的事给忘了。

王女士的女儿说，尽管她妈妈患高血压已经五六年了，但因为没感觉到有什么不适，所以也没能很好地按医嘱坚持服药。

记者：高血压和脑卒中有关系吗？

主任医师陈眉：高血压实际上是造成脑卒中的一个很重要的原因，被称为引起脑卒中的第一位危险因素。很多的脑卒中患者在发病之前都有高血压。

记者：为什么王女士先前好好的，一下子就发生脑卒中了？

主任医师陈眉：发病前，一部分患者有过短暂性脑缺血发作。比如说，她之前有短暂的肢体无力，或者一下子话讲不出来，或者眼睛一过性看不见，但这些症状很快就过去了。这是一个危险信号，一旦出现这个信号，就应该赶紧到医院去检查。在没有发生脑卒中之前用药，有可能阻止脑卒中的发生。

记者：遇到脑卒中时，应该怎么办？

主任医师陈眉：最主要的还是急性期治疗。在脑卒中的超早期，也就是发病3～6小时以内，可以进行溶栓治疗，超早期的溶栓能立即疏通血管，血管疏通后，就能及时恢复大脑的血液供应，有可能保护大部分神经细胞，肢体瘫痪就不会很重。但是，如果发病超过6小时，再使用溶栓药物就可能引起脑出血，被列为溶栓治疗的禁忌证之一。也就是说，患者已经失去了最有效的溶栓机会。

医生说，目前大部分脑卒中患者送到医院的时间都太晚了，这自然会在一定程度上影响治疗的效果。不过对于超过6小时的脑卒中患者，也不是完全没有希望了，经过积极的治疗和康复锻炼，还是有希望慢慢得到恢复的。

记者：如果脑卒中患者送来时发病已超过6小时，就不会好了吗？

陈眉

不可轻视的脑卒中（中风）

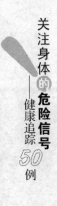
主任医师陈眉：到了医院以后，如果已经超过6小时，就没有机会溶栓了，但我们会用一些抗血小板聚积的药物及神经保护的药物，希望能够尽量把更多的神经细胞保护下来，不使损伤的面积扩大，将来恢复的机会也就大些。

但医生说，要是脑卒中患者没能及时送医院，就会加大终身残疾和死亡的风险。

记者：一旦发生脑卒中，应该如何处理？

主任医师陈眉：我们希望患者一发病就马上送到医院来，因为越早到医院，留给医生的抢救时间就越多。通过医院积极的治疗，第一时间就能够把损伤降到最低程度，然后再进行积极的康复治疗，比如有中医特色的针灸、中药熏蒸，还有口服汤药等。经过我们长时间的观察研究，通过中西医综合治疗，患者的恢复程度要比单纯用西药治疗好。

目前的研究认为，脑卒中经治疗两年后，患者的肢体偏瘫和失语还是不能恢复到基本正常时，以后再恢复就十分困难了。

王女士在肢体、语言功能基本恢复正常后，还有一个担心：这样的脑卒中还会不会在她身上再次发生呢？

医生说，为了预防脑卒中再次复发，患者在基本康复后还要积极预防复发，除了使用抗血小板聚集及降脂药物外，在饮食方面也需要十分注意。平时应注意戒烟戒酒，不要吃得太咸，多吃点粗纤维食物。

记者：脑卒中患者在饮食上应该注意哪些问题？

主任医师陈眉：脑卒中患者不要吃得太咸，菜要做得适当淡一点。再就是不要吃刺激性的食物，保持大便通畅。

除了高血压可以引起脑卒中外，高脂血症、糖尿病，还有吸烟、酗酒的人都有可能引起脑卒中，而心脏病患者房颤引起的脑卒中最严重。

专家提醒

有高血压、高脂血症、糖尿病及其他危险因素的患者，最好不要抽烟，因为有研究认为，每天吸1～14支烟的人，死于心脑血管病的危险性增加67%；若每天吸烟25支以上，死亡的危险性会增高三倍，但戒烟后这种危险性可逐渐减小到不吸烟的水平。另外，酒精摄入量每增加57克/日，高血压的发生危险会增加10.5%。所以酗酒和吸烟都是促成脑卒中发病的危险因素，必须设法戒除。

少年为什么会眼花头痛

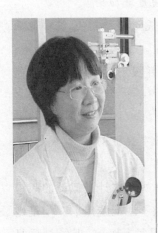

吕 帆

温州医学院眼视光学院执行院长、主任医师、教授、博士生导师，中华医学会眼科学分会青年委员，浙江省医学会眼科学分会委员、医学教育分会委员。主要从事儿童视觉功能、近视眼、干眼和角膜接触镜等领域的临床和研究工作。

身体征兆

在老师、家长的眼里，一直爱学习的小林，突然变成了厌学的孩子。他一看书就抱怨看不清字，眼花头痛。小林说，他看书稍久，就会感到视物模糊、头痛。这究竟是怎么回事？

分析建议

视物模糊，尤其是在看书等近距离工作时表现明显，而且伴有近距离用眼后的眼痛、头痛、视物跳行等现象，这时我们首先要了解患者的视力水平，特别是矫正视力的水平，以排除导致视力下降的眼部器质性病变；同时还要了解患者既往的病史，尤其是既往的戴镜情况。如果患者矫正视力无异常，可能是视疲劳所致；如果矫正视力出现异常，患者可能存在视功能的异常。特别需要提醒的是，医生切不可随意附和家长和老师的判断，武断地认为孩子存在厌学等主观情绪，从而进一步加重其心理负担和压力。

采访实例

不久前，高二学生小林发现自己只要看书时间稍长一点，书上的字就经常会出现重影，一行字

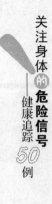

变成两行。

记者：当时眼睛出现了什么状况？

小林：看书时间一长，书上的字出现重影，要是再坚持看，就可能会产生头痛眼花，越看字越模糊。

据小林回忆，几年前，在读初中的时候，他就发现自己看书久了，偶尔会产生视力模糊，由于当时情况并不太严重，他也没把它当回事。而升入高中后，看书做作业的时间更长了，眼睛的症状也越来越明显。到最近，看书稍久，书上的字就会出现重影，接着变得模模糊糊的一片。

记者：你的眼睛近视吗？

小林：原来有点近视的，当时就怀疑可能是近视度数加深了。

小林妈妈：我带他去医院，医生给他验了光，说是近视引起的，就给他配了一副眼镜。

让小林父母感到意外的是，小林的视力问题并没有因为配了眼镜而解决。

记者：戴上眼镜后感觉如何？

小林：戴上眼镜之后还是老样子，看一会儿书，字就出现重影、模糊，再看可能就头痛了。

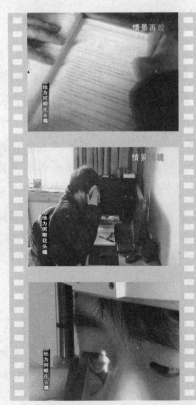

开始小林妈妈估计是佩戴的眼镜和他近视度数不匹配造成的。于是她带着儿子跑了多家医院，但经过反复多次检查后，结论却是：小林的眼睛有点近视和散光，但并不严重。另外，眼镜的度数也是对的。

既然小林的视力没什么大问题，眼镜也可以继续戴，那为什么他还是老看不清东西呢？这时小林的妈妈和班主任老师想到了另一个问题，会不会是面对越来越重的学习压力，小林厌学了？

记者：您怎么会认为小林厌学了？

小林妈妈：因为医生说视力没什么大问题，我就想可能是学习压力太大的缘故，他厌学了。

是儿子的视力真有问题,还是学习压力过大而厌学呢?这件事让小林妈妈既着急,又很纠结。后来她听说,有位朋友的孩子也遇到了类似的情况,是在温州一家医院治疗的,于是,她赶紧带着小林从南京赶到了温州。

记者: 吕医师,小林刚来时是怎样的情况?

主任医师吕帆: 小林的近视大概有400多度,散光有75度左右。我们做了重复检查以后,发现这个诊断没错。但是我们考虑有可能是双眼在共同视物的状态下,眼球的运动系统有可能出现一些不平衡,所以我们就对他的双眼视功能进行了一系列检查。

考虑到小林有可能存在双眼视功能异常,因此专家对他进行了眼位、眼外肌、视功能等全面检查。经过仔细检查,还真发现了问题。

记者: 详细检查后,发现了什么问题?

主任医师吕帆: 检查发现,他存在外隐斜,外隐斜就是在两只眼睛一起看的时候不出现斜视,但是在单眼做遮盖的时候,斜视就会表现出来。

记者: 外隐斜会出现哪些症状?

主任医师吕帆: 我们发现,这个患者看远的时候有中等量的外隐斜,看近的时候外隐斜的量就非常大,所以他平常看书的时候要付出比一般人更多的努力,才可以把眼睛聚焦在他要读的东西上面。这样他的眼睛就特别容易出现疲劳。长此以往,他的双眼在长时间阅读时会出现无法良好对焦,这时候就会出现双重影,甚至跳行。所以他的症状是双眼视功能异常造成的,而不是他自己找借口厌学。

专家分析,小林在看书时间稍长后,会出现视物模糊不清、注意力不集中、头痛等,都是他的眼睛存在外隐斜引起的。

在小林被查出患有严重的外隐斜后,小林妈妈既纳闷又很担心,这究竟是什么原因引起的?目前有没有比较好的治疗办法呢?

记者: 吕医师,外隐斜如何治疗呢?

主任医师吕帆: 外隐斜一般是先

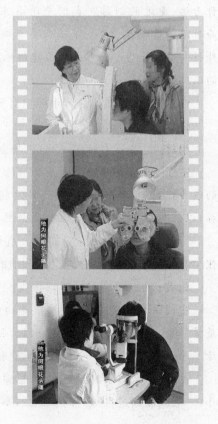

天性的，患者双眼肌肉的整体功能是正常的，只是稍微有一些不平衡。另外，小林的外隐斜也可能与其患有近视长期不戴眼镜有关。因为近视以后长期不戴眼镜，眼睛总是处于不用调节的状态，此时集合功能也容易出现问题，久而久之就会出现大幅度的外隐斜。处理时我们可以在镜片上做一个调整，利用镜片的移心，或者加一点棱镜来缓解他的症状。

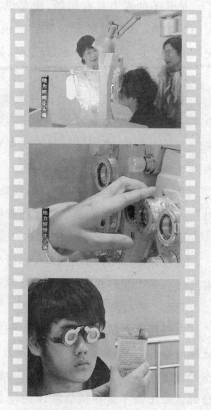

专家说，对外隐斜这样的疾病，目前的治疗主要靠康复锻炼。他要求小林除了配戴全矫眼镜外，还要坚持戴镜进行 Brock 线的每日家庭训练。

记者：什么是 Brock 线？

主任医师吕帆：Brock 线就是一种看远、看近的训练。我们平时看东西时眼睛需要聚焦，小林正需要克服外斜的聚焦能力。而 Brock 线能把他克服外斜聚焦的能力提高，相当于把他的眼部肌肉训练得更有力量。

经过一个多月的治疗，小林觉得看书做作业比以前轻松多了。

记者：治疗以后感觉如何？

小林：过去看书时间一长，视物会重影、模糊，现在不会了。

主任医师吕帆：一个是症状消除了，消除了看书累的负担；一个是看近的能力提高了。同时他克服隐斜的能力也增强了，就相当于同样高度的楼梯，以前跑得气喘吁吁，现在通过训练，他能轻松地跑上来了。

专家说，小林的外隐斜如果一直任其发展，缺乏必要的干预和治疗，不仅会直接影响他的学习，还会影响他的心理健康。

记者：为什么会影响心理健康？

主任医师吕帆：外隐斜主要是功能性的问题，但严重的活可以影响生活质量，给他带来很多精神负担。因为他老觉得，老师、家长不相信他的话，他除了承受看书累的痛苦外，还要承受精神上的痛苦。

据了解，类似小林这样的外隐斜并不在少数，但是大多数隐斜量都很小，一般人能通过自身的调节克服，不太会出现症状。

外隐斜患者的典型症状是,近距离看书不久就产生前额疼痛、眼睛酸痛,阅读不能持久,视物不清,并有串行、重叠、复视等症状,必须闭眼休息片刻才能继续阅读,但不久又会出现上述症状。

记者:为什么患者的眼睛特别容易疲劳?

主任医师吕帆:外隐斜患者也能聚焦,但是要付出比常人更多的力量才能聚焦,所以眼睛特别容易疲劳。

专家提醒

对于学生来说,一旦经常出现阅读很辛苦,眼睛特别疲劳的时候,最好到医院做一个规范的检查。除了验光、配镜以外,最好做一些双眼视功能的相关检测,如果早期发现这些问题,进行矫正和训练,效果是非常好的。

健康小贴士

有近视、散光等屈光不正时,最好还是按照眼科医生的建议,配戴合适的屈光矫正眼镜,此时眼部处于较轻松的状态,能更长久、舒适地用眼。配镜时尽量请视光学专科医生验光,以更全面地考虑患者双眼视功能状态而得出最佳眼镜处方。

日常生活中在用眼后进行自我眼部按摩保健,能在一定程度上缓解眼部疲劳。

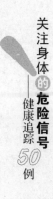

花季少女为何突然失明

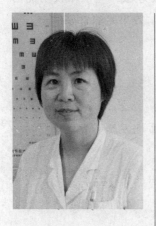

杨灵萍

    杭州市第三人民医院眼科主任、主任医师。在青光眼、白内障、视网膜脱离、角膜病、屈光不正等症诊治方面有丰富的经验。

身体征兆

    15岁的初三女生小潘,在上课时毫无预兆地突然发现左眼失明了,而且一点儿光感都没有。左眼失明的小潘姑娘,被紧急从300多公里外的台州送往杭州抢救。她的左眼为何会突然失明?这只眼睛还能不能重见光明?

分析建议

    突然视力下降到失明的程度是眼科的急症,在眼科临床上最需要考虑的是视网膜血管的问题。所以患者需要立刻到眼科就诊,进行视力复明的抢救。同时建议马上停止学习和工作,减少身体的疲劳,让眼睛能够好好休息,尽量恢复视力。

采访实例

    2001年,当时15岁的小潘正在读初三。事发的时候是上午十点多,当时小潘正在教室里紧张地上着复习课,突然感到自己的左眼像是被蒙上了一块黑布,一点光感也没有了。

记者:还记得当时的情景吗?

小潘:印象当中,正在上着课,突然一下子左眼看不到了，一点儿光感都没有。我刚开始以为自己是累着了，因为快要中考了，晚上复习要熬夜什么的。

这时的小潘，尽管右眼视力还是好好的，但由于左眼突然看不到任何东西，她还是非常紧张。

闭上眼睛休息一会儿后，左眼看上去还是黑蒙蒙的一片，这时小潘马上就把这个情况告诉了老师。

记者： 发现还是看不见后怎么办？

小潘： 我马上就告诉老师了，因为我爸爸也在这里当老师。后来我爸就把我送到附近的医院里，在医院里待了两个多小时，还是一点儿变化都没有，一片漆黑。

一个15岁的花季少女，左眼突然莫名其妙地失明，这不仅让小潘自己，也让她的父母感到吃惊，她的老师、同学也感到奇怪。更让人感到奇怪的是，当天中午，医生在检查了小潘的病情后，认为她很有可能患上了一种老年病。

记者： 在医院做了哪些检查？

小潘： 又照X线，又拍CT，还做了脑扫描。医生刚开始怀疑我脑子里长了什么东西，压迫到眼神经的缘故，但后来没有查出来。

医生怀疑小潘得了老年人容易得的眼血管阻塞，但经过检查，再考虑到小潘的年纪，又很快推翻了最初的判断。这样，小潘的眼病诊断一下子陷入了困境。

由于当地医院一直无法给左眼失明的小潘一个确切的诊断，于是小潘的爸妈一商量，赶紧送女儿来杭州找家大医院看看。

从台州到杭州的路上，小潘一直都希望左眼能突然好起来，哪怕是看见光亮也好，但是一直到杭州市第三人民医院，她的左眼还是没有一点点光亮，她感到非常沮丧。

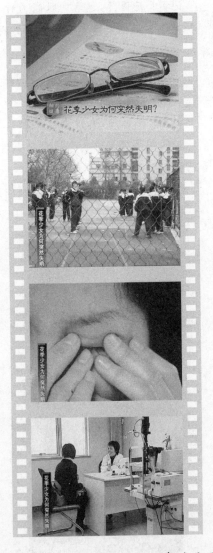

杨灵萍

花季少女为何突然失明

记者：杨医师，患者的眼睛为什么会突然发生失明？

主任医师杨灵萍：突然发生失明的话，首先要考虑视网膜中央动脉或静脉阻塞，还有颅内的一些病变、一些精神性的癔症等，这些都是要排除的。

面对这些疾病的可能，小潘的病需要怎么排查，怎么诊断？医生通过深入检查，终于有了重要的发现。

记者：杨医师，有什么重要发现？

主任医师杨灵萍：她的眼睛在外观上没有任何改变，但是在眼底上可以看到视网膜苍白、水肿。

医生说，正是因为左眼视网膜出现的苍白，使医生找出了真正的病因。

记者：进一步检查又发现了什么？

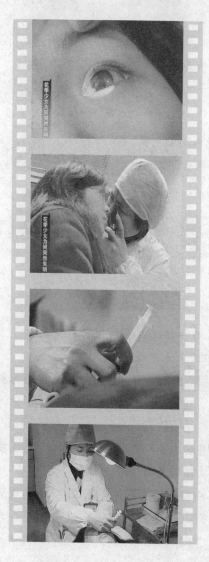

主任医师杨灵萍：首先我们检查了眼底，如果是视网膜中央动脉阻塞的话，眼底应该有缺血的表现；如果是视网膜中央静脉阻塞的话，眼底应该有出血的改变。

视网膜中央动脉是颈内动脉的分支，它和脑部的动脉一样，彼此之间无吻合支，属于终末动脉，一旦发生阻塞导致血流中断，视网膜立即会发生缺氧、坏死、变性。几小时以后，即使恢复了血供，视力也已经遭受严重破坏，很难恢复。那么年纪轻轻的小潘姑娘，会不会发生了视网膜中央动脉阻塞呢？医生说，已基本可以肯定。

因为考虑到情况紧急，医生马上对她采用了抢救性治疗。

记者：杨医师，当时采取了哪些措施？

主任医生杨灵萍：我给她用了血管扩张剂，以解除血管痉挛；还有抗炎药物，因为她还有血管内膜的炎症，所以将抗炎和血管扩张的药物混合在一起，打在她的眼球边上。

医生告诉小潘，这个时候她需要

好好休息,睡上一觉,看看第二天起来的时候能不能出现奇迹。如果是视网膜中央动脉阻塞,失而复明的几率是非常小的。

记者:当天晚上是不是已经确诊了?

主任医师杨灵萍:眼底荧光血管造影证实是视网膜中央动脉阻塞。由于患者的左眼失明已过去了近10个小时,所以很难估计这次抢救性治疗的效果。不过,后来却出现了奇迹。

记者:第二天看见了吗?

小潘:第二天清晨,医生过来检查,我的左眼已能依稀感觉到一点光亮了。后来慢慢地一天比一天有好转。杨医生每天都会过来给我检查,护士对我也非常关心,我的视力一天比一天好了。

医生说,从小潘的情况来看,治疗的第二天就有光亮了,说明血管阻塞已经开始缓解了。治疗后第五天,小潘左眼的视力基本上得到了恢复。

记者:她会不会留下后遗症?

主任医师杨灵萍:她的矫正视力完全恢复正常了,眼底也完全恢复正常了,所以没有任何后遗症。

医生说,视网膜中央动脉阻塞是一种眼科的危重急症,一般失明六七个小时后就很难逆转了,小潘能够脱险,真是十分幸运的。

记者:为什么小潘能够脱险?

主任医师杨灵萍:第一是我们抢救得很及时,而且抢救措施很得当;第二她年纪轻,血管壁的弹性好,所以她能顺利脱险。

如今将近8年过去了,小潘也到了大学毕业需要找工作的时候。为了能够找到一份合适的工作,小潘近期到医院里面来检查的时候有了一个想法,就是想用激光手术把近视治好。医生说,这是不可取的,不光是激光手术不能做,平时的用眼也要特别小心。

记者:为什么不能做激光手术?

主任医师杨灵萍:产生过视网膜血管阻塞的人,说明其血管壁的结构不是很健康,所以不适合做激光手术。她在以后的生活工作当中还应避免身体过度劳累,避免眼睛的过度疲劳,这样才能避免疾病再发。

专家提醒

这种疾病对于四五十岁的人来说是比较多见的,但对于十五六岁的年轻人而言则非常少见。一旦发现有突然眼睛失明或视力突然下降的情况,就要马上去医院进行抢救性治疗,如果错过了治疗时机,失明就不可逆转了。

杨灵萍

花季少女为何突然失明

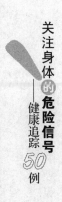

不可忽视的头痛和发热

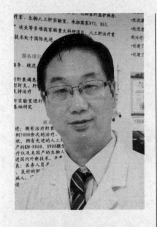

黄建荣

浙江大学医学院附属第一医院感染科副主任、主任医师、教授、硕士研究生导师，浙江省医学会感染病学分会副主任委员。擅长于乙型肝炎的转阴及护肝退黄疸治疗和脂肪肝治疗，能熟练应用人工肝技术抢救重型肝炎和肝硬化顽固性腹水。对原因未明的发热性疾病和各种细菌感染性疾病的诊治具有丰富的临床经验。

身体征兆

反复出现的头痛、高热让陈女士烦恼不已。让她奇怪的是，药也吃了，盐水也挂了，这头痛、发热的症状还是时好时发，一直不断。陈女士究竟患了什么疾病？

分析建议

出现发热、头痛等不适，首先要想到感染的可能，常见的如感冒、腹泻等疾病，可自购一些药物对症治疗，如几天后症状还无改善，头痛、发热加重，要及时到医院就诊。

采访实例

记者第一次见到陈女士是在医院感染科的病房内，她看上去十分憔悴。当她挽起衣角的时候，可以看到她身上有大面积的皮疹。

记者：患者为什么会出现皮疹？

主任医师黄建荣：患者在入院半个多月以后出现了皮疹。如果是药物性皮疹的话，有些严重的患者药一用上去，皮疹立马就产生了，这个时候医生就很容易诊断。

黄主任说，与一般的患者不同，陈女士在接受了半个多月的药物治疗以后才开始出现高热和皮疹的，这就使医生对她的疾病诊断一时无法下结论。换句话说，医生对陈女士进行了诊断性治疗，但她的治疗效果并不明显，这就大大增加了医生的诊断难度。

主任医师黄建荣：这个发热到底是药物引起的还是疾病本身引起的，一时难以判断。

说了半天，陈女士究竟得了什么病，她的头痛和身上的皮疹又是怎么一回事呢？这要从3个月以前说起。

今年7月的一天，陈女士突然感到头部一阵阵疼痛，随后，整个人也失去了控制。让她搞不明白的是，这样的头痛越来越厉害，就好像是头颅要爆裂一样，疼痛难忍。

记者：你当时有什么症状？

陈女士：头痛得厉害，一头痛起来，只能待在家里。开始的时候，我以为是空调房间里待久了受寒引起的，所以，我找了些感冒药吃吃，但感冒药吃了好几天，一点效果也没有。

一天晚上，头痛再一次光临。实在无法忍受的陈女士只能上医院急诊。

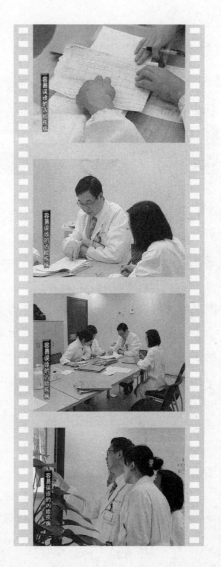

经过一番检查，医生说没发现什么大毛病，估计是炎症引起的，于是，就让她挂盐水、服用消炎止痛药，再观察观察。

陈女士丈夫：那时候医生说没有大碍，我就让她回家，每天在藤椅上躺躺，到村卫生院挂挂盐水就行了。

回家之后，陈女士每天休息休息，什么家务活也不做，按时吃药挂盐水，但几天后，新的情况又出来了。

一边治疗，一边头又开始痛了起来，正当陈女士百思不得其解的时候，她开始感到浑身发烫，一量体温，居然已经到了39℃以上。

在服用了退烧药后，陈女士的体温下降了，头痛也有所缓解，但第二天

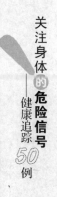
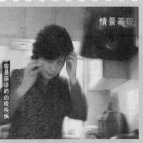
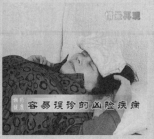
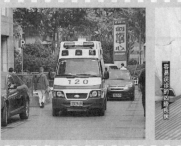

晚上,陈女士的头又开始痛起来,体温也越来越高了。

陈女士丈夫:白天好了,到晚上又头痛、发热了,而且没有停止过,后来连饭也吃不下了。

陈女士:因为头痛,我活也干不了,后来又发热,热度一直有 38～39℃,除了吃点粥以外,其他东西一点都吃不下。

陈女士的头痛、发烧竟持续不断,药物也无法控制,这时,家里人感到了问题的严重性,于是,赶紧陪她来杭州求医。

记者:黄医师,患者到底得了什么病?

主任医师黄建荣:患者来了以后,我们了解到她发烧已有 17 天时间,所以我们首先考虑是一个感染性疾病。

医生很快给她做了一系列的相关检查,发现她的白细胞非常高,中性粒细胞也高,考虑是感染引起的。

主任医师黄建荣:因为患者有明显的头痛,体格检查发现她的头颈比较硬,所以考虑到是颅内感染,就给她做了一个腰穿检查。

随后,通过脑脊液和 CT 检查,医生发现陈女士的颅内压很高,脑脊液中的白细胞增高,还伴有脑水肿。

记者:是脑膜炎吗?

主任医师黄建荣:开始我们考虑是一个细菌引起的、化脓性的脑膜炎,但经过治疗以后效果不是很好,所以又给她做了第二次腰穿检查,同时做了一个脑脊液的细菌培养。最后培养出来发现,脑脊液中有隐球菌,所以诊断为隐球菌性脑膜炎。

隐球菌性脑膜炎是由新型隐球菌感染引起的亚急性或慢性脑膜炎。新型隐球菌是一种真菌,在自然界分布广泛,大多从呼吸道吸入,形成肺部病源,经血流播散于全身各器官。这种疾病的死亡率较高,而且治疗较为困难,治疗成功与否与患者是否早期治疗、药物对隐球菌的敏感性和患者对药

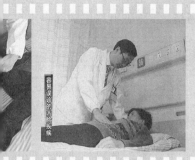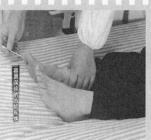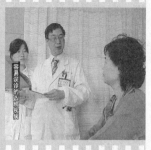

物的耐受性等因素有关。

　　陈女士的头痛原因终于找到了，原来她患上了隐球菌性脑膜炎。而这时，陈女士的丈夫说，在他们来杭州之前，当地医生也怀疑她得了脑膜炎，但不知道是哪种类型。

　　陈女士丈夫：当地医生跟我讲过，这个毛病他们治不了。我问他什么毛病，他说可能是脑膜炎。

　　记者：隐球菌性脑膜炎与一般的脑膜炎有什么不同？

　　主任医师黄建荣：隐球菌性脑膜炎的典型症状和一般的化脓性脑膜炎有很多类似的表现，包括发烧、头痛、剧烈呕吐等，还有一些患者会出现全身酸痛、肢体瘫痪等表现。

　　医生说，早期患者的发病部位局限于脑膜，所以常常表现为轻度的头痛，没有什么大问题，但是随着疾病的发展，患者就会变得神志不清，甚至出现偏瘫。

　　主任医师黄建荣：这个患者应该属于中期，头痛就是因为真菌到了脑子里以后产生了炎症，引起脑细胞水肿，所以颅内的压力会增高，患者会出现剧烈的头痛、发热。如果病情加重的话，就会引起偏瘫、抽搐，甚至昏迷。

　　医生说，在真菌感染的时候，抗生素用得越多，隐球菌就越容易产生，而之前陈女士一直在接受抗感染治疗，所以对她的疾病是没有好处的。

　　记者：那么，这个病应该如何治疗呢？

　　主任医师黄建荣：最主要有三个治疗方案：第一，针对隐球菌用一些抗真菌药物，但这些药物的毒性比较大，所以要从很小的剂量开始逐步加大。同时，隐球菌这个真菌很难杀灭，所以要几种抗真菌药物同时应用。第二，因为患者的颅内压非常高，疼痛很明显，所以我们要用一些降低颅内压的药物。第三，由于隐球菌往往容易在患者机体抵抗力下降的时候侵袭，所以要用一些增强抵抗力的药物，使患者的头痛、发烧得以缓解。

不可忽视的头痛和发热

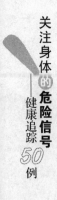

由于疾病得到了确诊,经过针对性的治疗,陈女士的病情很快有了好转。但让医生意外的是,不久后,陈女士又再次发高烧,全身还出现了大量的皮疹。

陈女士:红红的皮疹一颗颗地发出来了,脸上、身上、脚上都有,我有点害怕。

主任医师黄建荣:因为多种药物的作用,产生了药物性皮疹以及药物性发热。通过及时调整药物以后,皮疹逐步得到了控制,体温也逐步降下来了。治疗隐球菌的药物毒性往往比较大,在用药过程中要密切监测患者的肝、肾功能,所幸,这个患者的肝、肾功能没有受到很大影响。

如今,陈女士颅内压和炎症情况已经得到了有效的控制,黄主任说,再经过一段时间的巩固治疗,就可以基本治愈了。

主任医师黄建荣:巩固治疗以后,我们可以逐步地停掉静脉用药,改成口服,患者就可以出院了。

陈女士丈夫:现在情况慢慢好转了,最厉害的时候一层层的皮都脱下来了,现在皮疹差不多退完了。

陈女士的身体一直不错,为什么突然会患上隐球菌性脑膜炎的呢?医生说,隐球菌性脑膜炎的主要发患者群是免疫功能低下者,真菌通过呼吸道进入患者的脑部;也有可能是头部外伤后,真菌直接侵入脑部而引起的。

专家提醒

对于那些免疫功能比较低下的人,尤其是肿瘤、艾滋病,或者长期用激素的患者,要注意真菌感染的可能。如果患者出现了严重的头痛、恶心呕吐的表现,就要想到真菌性脑膜炎的可能。在临床上,要及时进行脑脊液的培养和脑脊液里面找隐球菌,如果能够找到隐球菌,早期治疗效果还是好的。

浴房"中邪"之谜

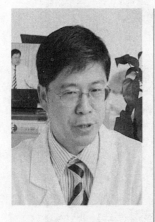

陈 高

　　浙江大学医学院附属第二医院神经外科副主任、主任医师、医学博士、博士生导师，浙江省医学会神经外科学分会副主任委员。擅长于脑血管疾病、脑肿瘤、颅脑损伤的诊断与治疗，对脑血管疾病的基础和临床有较深的研究。

身体征兆

　　白天还在田地里干农活的于大伯，晚上在家洗澡的时候突然感到头痛难忍。于大伯遭遇的头痛非常剧烈，痛得他浑身冒汗，意识也不清了。这让家里人一时也搞糊涂了，平时身体不错的他，洗个澡会洗成这样，这究竟是怎么回事？

分析建议

　　针对突然头痛、神志不清的患者，首先要考虑脑血管意外，起码要想到突发脑部疾患（如各种原因的出血或缺血）的可能。在家的患者要平躺，保持镇静，家属要赶快叫救护车，并将患者的头侧向一边；如出现呕吐，要将呕吐物清理干净，以防误吸；尽量不要吃东西，包括喝水；如出现抽搐，要给予保护，避免受伤，抽搐结束后，仍要注意清理口腔分泌物。总之，要保持安静，使患者呼吸通畅，等候医生的进一步救治。

采访实例

　　于大伯说，那天，他和往常一样，白天在自留地里干了一天的农活，回到家吃过晚饭，就想洗个澡然后睡觉。正当他踏进浴房开始洗澡的时候，一件意想不到的事情发生了。

记者：发生了什么事？

于大伯妻子：那天晚上8点钟左右，他去洗澡。刚走进浴室，他就头痛起来，而且越来越痛，不一会儿，意识也不清了。

刚开始的时候，于大伯觉得脑袋有点胀痛，以为是累了，就扶着浴房的墙休息了一会儿。但不一会儿，头痛得越来越厉害了，而且没过多久，他四肢开始变得不灵活，嗓子也叫不出声来，整个人变得迷迷糊糊的，好像失去了控制一样。

看到丈夫这样，于大伯的妻子也想不出个原因来，就觉得可能是"中邪"了。因为白天出门干活的时候，人还是好好的。

记者：这种情况以前发生过吗？

于大伯妻子：以前从来没有出现过，他的身体一直很健康的。后来，我帮他擦擦弄弄，就让他睡觉。可能是白天干活累了，睡上一觉就会好的。

记者：睡觉的时候他的情况怎么样？

浴房"中邪"之谜

于大伯妻子：他就"哎哟哎哟"地喊，整个晚上又是头痛，又是吐、拉，一弄两弄天就亮了，我们就把他送到人民医院去了。

第二天一早，于大伯就被家人送到了当地医院。这个时候，他已经无法跟人进行语言交流了。

于大伯妻子：在医院里住了5天，不但没有好，而且越来越厉害，进去时是搀扶着走进去的，后来连路也不会走了。

开始医生怀疑，会不会是于大伯洗澡的时候受了凉，出现了头痛的症状，也有可能是吃坏了肚子。经过当地医院消化科、脑外科的种种排查，最后，一张大脑CT片子才将于大伯的病因基本搞清。

当地医院查出来，于大伯的大脑里有出血。那出血的原因是什么？医生一时还不能确定。眼看于大伯的病情越来越严重,于是,在他发病的第六天,家里人赶紧将他转到了浙二医院。

记者: 胡医师,患者刚来时情况怎么样?

主任医师胡华: 患者送过来时处于昏迷状态,还有尿失禁,情况是比较危重的。

医生再次对他进行了大脑 CT 检查,发现于大伯的颅内有一个血肿。

于大伯的颅内为何会出血?是外伤引起的还是其他原因引起的?通过排查,医生很快搞清了病因。

主任医师胡华: 他这个年纪出血有可能是高血压引起的脑卒中,这是比较多见的,当然还有可能是动脉瘤。但是我们考虑动脉瘤更多一点,因为血肿的位置还是以动脉瘤为特征的。我们马上给他做了一个血管造影,看到了在出血的部位是有一个动脉瘤。

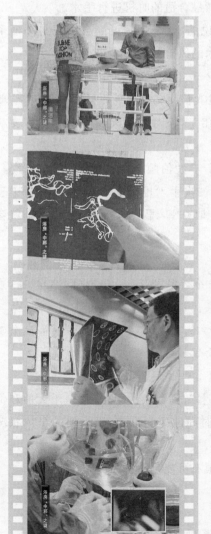

动脉瘤是动脉壁局部薄弱后所形成的异常扩张,可分为真性、假性和夹层动脉瘤,多由动脉硬化、创伤、感染及先天性等因素引起。动脉硬化是最常见和最主要的原因。

主任医师陈高: 非常剧烈的头痛是动脉瘤破裂的一个典型的临床症状。因为动脉瘤的确诊是一个非常复杂的问题,一般我们先早期做 CTA (CT 模拟的血管造影)检查,初步判断出血的来源;当然,最后确诊还是以脑血管造影为准。

基本查清了于大伯的发病原因后,通过进一步的检查,结果让医生也感到十分意外。

主任医师胡华: 休息了几天以后我们给患者做了全脑血管造影,结果发现动脉瘤不止一个,一共有三个。其中破裂的这个叫前交通动脉瘤,还有两个是左侧的后交通动脉瘤和右侧的大脑中动脉瘤。

陈
高

浴房「中邪」之谜

41

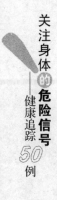
医生说，于大伯之所以会出现头痛、呕吐、全身肢体失控的症状，就是因为大脑里面的一个动脉瘤破裂，导致血管痉挛，从而引起大脑缺血，产生脑梗死；而脑内的血肿又会引起颅内压增高，引起一系列症状。

主任医师胡华：一般来说，动脉瘤在一周左右的时候还会再出血，故死亡率很高。现在患者的情况已经很差了，如果再次出血的话，就马上会出现瞳孔放大、呼吸停止，从而危及生命。

主任医师陈高：这三个动脉瘤就像三个放在脑子里的定时炸弹一样，一个已经破裂了，还有两个随时也可能破裂。在处理破裂的动脉瘤时，会不会引起另外两个动脉瘤也破裂呢？这是个很棘手的问题。

医生一方面针对大伯的脑血管痉挛、脑缺血、颅内高压采取一定的治疗措施，另一方面制定了缜密的方案，选择最合适的时机进行手术。

对颅内血管瘤的手术风险是不用说的，这个病例可能会出现另外两个血管瘤破裂而危及生命，所以，这个手术的风险就更大了。

记者：胡医师，手术进行得顺利吗？

主任医师胡华：第一次手术的时候我们把这个破裂的动脉瘤夹闭了，顺便把同一条路上的后交通动脉瘤也夹闭了，而对侧的大脑中动脉瘤需要换一个途径处理。

手术进行得非常顺利，医生处理了于大伯颅内同一侧的两个血管瘤。在第一次手术结束以后，医生很快把第二次手术也排上了日程，因为对于于大伯来说，最后一个血管瘤也是一枚定时炸弹，早一天排除，他的安全就会早一天得到保证。

记者：还有哪些治疗措施？

主任医师胡华：我们又给他做了一个数字减影血管造影（DSA）检查，第一是检验第一次手术中两个动脉瘤的夹闭情况，到底有没有夹闭完全；第二是因为夹闭两个动脉瘤以后血流动力学会有所改变，可能会影响第三个动脉瘤的夹闭，所以，在做手术以前一定要了解一下。

不久后的第二次手术又顺利完成了。手术后不久，于大伯就苏醒了。

如今，回想起几个月前，从怀疑"中邪"，到一次次手术闯关，于大伯和他的家里人总算是虚惊一场。经过一段时间的康复治疗，于大伯的身体状况也有了明显的恢复。

对于大伯颅内的动脉瘤，医生说，很有可能是动脉粥样硬化引起的。

专家提醒

动脉粥样硬化是动脉硬化性血管病中最常见和最主要的一种，高血压、糖尿病、高脂血症等危险因素可以促进动脉粥样硬化,血管内壁受血流冲击、损伤、感染都是形成动脉瘤的病因。

动脉瘤要在破裂前发现是非常困难的。对于未破裂的动脉瘤,往往都是在做其他检查如 CT、磁共振的时候偶然发现有问题了,再做脑血管造影发现的。

动脉瘤是动脉壁局部薄弱后所形成的异常扩张,可分为真性、假性和夹层动脉瘤,由动脉硬化、创伤、感染及先天畸形等因素引起,而动脉硬化是最常见和最主要的原因。

高脂血症、高血压、糖尿病等患者常同时伴有动脉粥样硬化,磁共振、血管造影可以作为筛选检查。

动脉瘤破裂前没有先兆,但对于已经发现动脉瘤的患者在治愈以前要保持平和的心态,保持大便通畅,避免屏气用力、咳嗽等促使血压、脑压增高的因素,避免动脉瘤破裂出血。

陈高

浴房「中邪」之谜

43

隐形的"杀手"

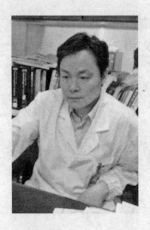

沈 宏

浙江大学医学院附属第二医院神经外科副主任、主任医师、医学博士、硕士生导师,浙江省医学会神经外科学分会常务委员。擅长于神经外科肿瘤、脑血管病的显微外科诊治和颅脑损伤的救治。

身体征兆

77岁的陈老太一天晚上从床上摔下来后,除了膝盖擦破了一点皮外,竟然没有受伤,但奇怪的是,从此以后,她没有食欲,全身无力,最后发展到手脚麻木、失去知觉的地步。陈老太究竟怎么了?

分析建议

老年人不慎跌倒后,如果当时意识清楚,几天以后出现全身乏力不适、手脚麻木、食欲不振、头晕头痛等症状,就不能麻痹大意,应去医院做进一步检查,而不要自行服药处理。同时需注意既往是否有高血压、心脏病、糖尿病、颈椎病等老年慢性常见病以及疾病的控制情况,如有这些基础疾病仍需定期检查。

采访实例

一个月之前,陈老太半夜两点多从床上摔下来过。当时她媳妇正好去上厕所,听见她房间里"呼"的一声,赶紧进去,看见婆婆正坐在地上揉膝盖。

陈老太这次意外从床上摔下来,除了膝盖上擦破了一点皮外,身上没有其他伤口。由于当时感觉并不严重，于是家人就给她贴了一些消炎止痛膏。

记者： 陈老太，您当时摔下来以后感觉怎么样？

陈老太： 摔下来以后不是很痛，第二天活也能干，饭也会烧。膝盖上弄点伤筋膏药贴贴就好了。

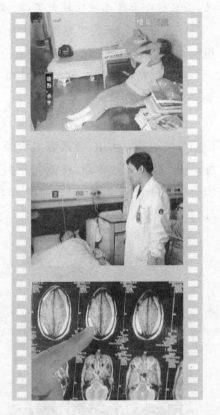

这一跤摔得不是很严重，家人慢慢地放了心。但接着，陈老太老是觉得浑身没力气。儿子、媳妇以为她上了年纪，没有力气也是很正常的，于是就让她别干家务活了，好好待在家里休息休息，也许过段时间就会好的。

但事情没有这么简单，陈老太每天吃吃睡睡，什么也不干，一个多星期过去了，身体状况非但没有得到改善，反而出现了茶饭不思、呕吐、头痛等症状。

突然的身体变化使陈老太很不安，原因会是什么呢？是患上什么病了，还是和不久前的摔伤有关？

陈老太的儿子说，父亲很早就去世了，母亲一个人辛苦赚钱，省吃俭用，拉扯大了他们四个兄弟姐妹，到了晚年，本该过上幸福生活了，可是这次意外摔跤后，却出现了这种情况。

陈老太媳妇： 摔倒后一个多星期，婆婆走路越来越不行了，脚也抬不起来了，后来手也不会动了。我们赶紧把她送到了附近的卫生所。当时医生给她挂了一瓶高蛋白，但是她还没恢复正常。

经过一段时间的治疗，陈老太的身体情况并没有多大改善，这下一家人开始着急了，赶紧把她送到浙二医院。

记者： 患者送来时情况怎么样？

主任医师沈宏： 当时患者主要表现为头痛、恶心，手脚不能动。我们在问病史的时候了解到，一个月以前，她曾不小心从床上摔下来。

医生在了解病史时没有放过一个细节，尤其是摔伤后的情况。

主任医师沈宏： 由于患者的年龄比较大，我们首先考虑外伤以后的慢性出血症状。当时在急诊室马上给她做了CT，结果发现她有颅内出血的情

隐形的『杀手』

况，而且这个血肿已经比较大了，所以马上就安排住院了。

经过 CT 检查，医生发现陈老太的颅内有大片慢性血肿。陈老太和家人很惊奇，一次并不严重的摔跤，怎么会摔出颅内血肿来呢？

主任医师沈宏：因为老年人的血管本身就有老化的倾向，对他们来讲，有时候轻微的外伤也容易导致出血。

医生说，看似一次简单的外伤，对老年人来说却可能成为致命的打击。因为摔跤的外力作用，导致陈老太颅内的血管破裂，血液溢出，进而形成血肿。这个血肿压迫神经，还能使颅内压不断升高，如果不及时处理的话，可能会有生命危险。正是因为血肿压迫了大脑的功能区，才使她出现没有力气、行动困难等症状。

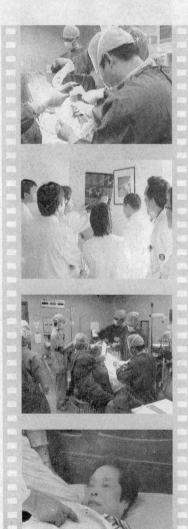

记者：沈医师，这种颅内血肿应如何治疗呢？

主任医师沈宏：如果明确了是外伤引起的慢性血肿，我们可以根据血肿的大小进行处理，如果血肿比较小的话，可以用一些活血化瘀的药，中药西药都有；如果血肿比较大，估计用药的效果比较差的话，我们就用传统的办法，就是在颅骨上钻个孔，通过手术的方法把这个血肿引流出来。

一听说要手术，陈老太和家里人都非常担心和害怕，毕竟这是在头颅上手术。

主任医师沈宏：这类慢性血肿在比较大的情况下，只能采取手术的办法，没有任何药物可以替代的。所以对她来讲，手术是必需的。但是一般来讲，这种手术的风险还是比较小的。

考虑到不做手术风险更大，于是在儿子、媳妇的劝说下，陈老太终于同意接受手术治疗。

手术进行得很顺利，一个小时之后，陈老太颅内的血肿被成功地引流出来了。一个星期之后，陈老太的气色好了很多,手脚也能动了。

陈老太媳妇: 手术之后还不到几个小时,她的手就抬起来了,脚也会动了。

医生说,手术后陈老太恢复得很好,不久就可以出院了。在经历了一番疾病的惊吓之后,陈老太和她的家里人回想起来仍然心有余悸。

主任医师沈宏: 慢性硬膜下血肿的形成过程比较缓慢,但如果不及时治疗的话,血肿就会增大导致颅内压力增高,压迫神经导致肢体活动障碍;出现头痛、呕吐症状;甚至出现昏迷。最严重的情况是患者一下子意识不清了,甚至有瞳孔放大、脑干受压等情况。这种患者当时的损伤往往比较轻微,所以当时做 CT 检查没有明显的出血现象,在临床上也很容易漏诊。

医生说,这一类现象在老年人中较为常见,因为他们的机体功能都有所退化,很容易在意外摔倒后造成颅内血管破裂。

记者: 上了年纪的老人,如何在日常生活中避免出现类似的创伤?

主任医师沈宏: 如果原来就有高血压的,那么就要把自己的血压控制好。如果有脑动脉供血不足、颈椎病的情况,就要多注意头部的活动。如果把这些疾病控制好,受伤的机会就会减少。

专家提醒

老年人创伤后出现了新的症状就要引起注意,最好及早去医院检查一下。现在医院里做颅脑检查,包括CT、磁共振检查都已经比较普及了,可以排除脑子损伤的情况。

健康小贴士

中老年人需注意劳逸结合,尤其注意不要一个姿势久坐,如看书、看电视、上网、搓麻将等,以防止心脑血管疾病导致脑供血不足和颈腰椎退行性病变导致腰腿神经受压。

建议在坐 30～40 分钟后,站起来活动几分钟,同时有节奏地按一定方向活动一下颈腰椎与肢体关节。

沈宏

隐形的『杀手』

不可轻视的淋巴结肿大

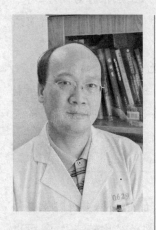

谭群亚

杭州市红十字会医院普外三科主任、主任医师。从事普外科临床工作20余年，擅长于颈部外科疑难手术，如甲状腺良恶性肿瘤根治术、颈部淋巴结核根治术；腹部外科手术，如腹腔镜保胆取石术，单孔腹腔镜胆囊、阑尾切除术等。

身体征兆

60岁的老王，偶然发现耳朵后面有两块不痛不痒、大小匀称的肿块。去医院检查后被诊断为淋巴结炎，可是治疗了一个多月，却没任何效果。老王的淋巴结肿大为什么治不好？

分析建议

患者如出现不明原因的颈部淋巴结肿大，应先看局部是否有红肿疼痛，再注意是否还有其他异常情况，如鼻涕有血丝、牙龈肿痛等。特别是经服用抗生素无效时，应及时到医院请医生进行相关检查。

采访实例

有一次，老王偶然在自己的耳朵后面摸到了两个肿块，很对称、很均匀的，有板栗那么大。

发现肿块后，并没有引起老王的重视，因为除了肿块外，他的身体并没有什么不舒服。也许过段时间肿块就会消失的，老王心里想。但是细心的老王妻子可不这么认为，她觉得这不是什么好事情，要去医院查个清楚才放心。另外，老王妻子也在猜测，老王的肿块会不会和他的业余爱好有关？

记者：老王，你平时有什么爱好？

老王：我平时喜欢吹葫芦丝，一口气能吹好几分钟。我自学葫芦丝已经有三年了，天天要吹一个半小时。我妻子怀疑这个肿块可能和吹葫芦丝有关。

看到老王对自己的业余爱好如此痴迷，他妻子曾经劝过他不要过度，但是固执的老王哪里听得进去，吹葫芦丝反而越吹越起劲。这回，他妻子觉得，这耳朵后的肿块多多少少和吹葫芦丝有一定的关系，所以催促老王上医院去检查。

尽管老王对于这个说法不以为然，但想想检查一下总不是什么坏事情，于是就上了医院。

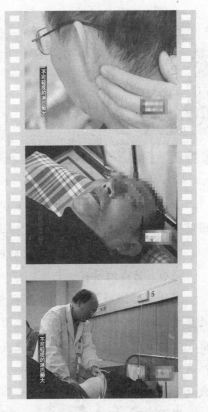

记者：医生检查以后说什么？

老王：医生给我摸了摸，又问了问情况。我跟他说，我吹葫芦丝，跟这个有没有关系？他笑了，他说跟那个没关系。后来医生让我做了个B超，结果是淋巴结炎，就给我开了点消炎药吃。

老王走出医院，高兴地给妻子打了个电话，他妻子也总算如释重负了。

此后，老王再也不把耳朵后的肿块放在心上了。但这样平静轻松的日子仅仅维持了一个月。

记者：后来怎么样？

老王：回家吃药吃了一个月，但是这两个疙瘩不但没下去，而且出现了耳鸣。

突然发现有耳鸣，联想到耳朵后面的两个肿块还没好，这时候老王才有点担心了，会不会自己得了什么疾病？于是他再次走进了医院。他想挂个专家号好好查一查，可是专家号已经挂完了，于是他打了个电话给妻子，想征求她的意见。

记者：您妻子当时怎么说？

老王：我妻子说，你上别的医院去检查一下，于是我就到红十字会医院来了。

谭群亚

不可轻视的淋巴结肿大

49

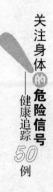

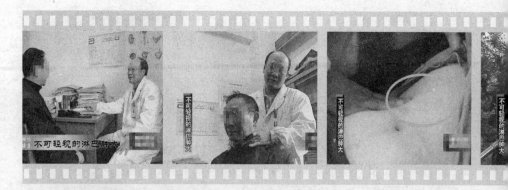

老王觉得,他妻子的建议是对的,既然这家医院的专家号挂完了,换家医院试试也未尝不可。老王换了家医院后,结果如何呢?

医生在详细了解了老王的发病情况后,又给他做了深入的检查。

记者: 患者的情况如何?

主任医师谭群亚: 他当时有颈部淋巴结肿大伴耳鸣。颈部淋巴结肿大是很常见的,他一直当淋巴结炎在治疗,治了一个多月也没有什么疗效。我看了之后觉得既不像淋巴结炎,也不太像淋巴结核。我摸到双侧颈部淋巴结有肿大,而且质地比较硬,所以我考虑是鼻咽癌淋巴结转移的可能,于是我让患者到耳鼻喉科做相关检查。

老王: 医生让我马上到到四楼耳鼻科去做检查,他还说,如果是鼻咽癌,你回来给我个口信就可以了。

听谭医师这么说,老王赶紧跑到口鼻喉科。

记者: 检查以后,诊断是什么病?

老王: 到了耳鼻科,医生用器械一检查,果然是这么回事。

主任医师谭群亚: 口鼻喉科的鼻咽镜一看,里面有新生物了,取个活组织做病理检查,结果是鼻咽癌。

鼻咽癌是指发生于鼻咽黏膜的恶性肿瘤,男多于女,患者大多为中年人,病因与种族易感性、遗传因素及 EB 病毒感染等有关。鼻咽癌恶性程度较高,早期即可出现颈部淋巴结转移。

被查出鼻咽癌后,老王一下子难以接受,最让人生气的是,当时的医生竟把它当作淋巴结炎治疗。

医生说,由于老王和一般的鼻咽癌症状有所不同,他没有出现鼻出血、鼻塞等原发症状,而是先出现了转移症状,也就是耳朵后的肿块,这使当时医生在诊断上发生了偏差。

老王在被明确诊断为鼻咽癌后,很快接受了相关治疗。

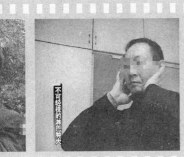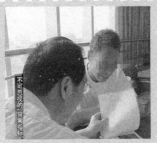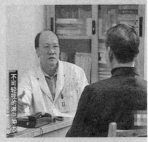

记者：治疗以后，患者的情况怎么样？

主任医师谭群亚：经过放化疗以后，鼻咽癌基本上治愈了。

可是出院后不到一年，老王又一次住进了杭州市红十字会医院。

记者：这次过来，是怎么样的情况？

主任医师谭群亚：他这次是因为发烧进来的，一个多月前就开始发烧了。

老王：一个月之前，天突然凉起来了，我就赶紧加衣服，可是已经来不及了。我从小到大没有发过那么高的烧，有40℃左右，连续发了两天半，就吃点消炎药、感冒药。眼看吃药已经不管用了，我立马又去医院挂盐水。挂完盐水不发烧了，可是回去没几天，又发烧了。一个礼拜要发烧好几天，而且都在40℃以上，39℃都很少。高烧反复不退，并且出现了腹痛。

记者：腹痛？

老王：是啊，不是一般的痛，痛得我浑身冒汗。

突然出现这样的情况，老王和家人很自然地想到，会不会是肿瘤转移引起的。于是，老王再次找到了谭医师。

记者：谭医师，患者发烧是什么原因引起的？

主任医师谭群亚：患者的症状很典型，也很容易判断。第一，患者出现了黄疸；第二，腹部检查发现患者肝区有压痛和叩痛，说明患者肝区有炎症，也可能是肝胆或者十二指肠有炎症，总之，有炎症才会出现叩痛。

在排除了肿瘤的可能性后，医生很快把老王的病情分析出来了。

医生说，实际上，老王的发烧是因为肝内胆管结石和胆总管结石引起的，结石在胆管梗阻以后导致了胆道的感染，而在排石过程中引起了疼痛。

记者：为什么患者会出现这种状况？

主任医师谭群亚：我一问病史才知道，患者在这么长的时间中没有做过相应的体格检查，也没有做过腹部体检。大多数外科病是先痛后发烧，而大多数内科病是先发烧后痛,但是这个规律并不是绝对的。

手术后第二天,老王就像换了个人一样。

记者:手术后感觉如何?

老王:手术后第二天,除了刀口疼以外,比原来要好受多了。现在胆石症已经拿掉了,所以感觉很好。

主任医师谭群亚:患者现在恢复得挺好,基本上跟正常人差不多。但是以后要长期服用中药,防止胆管结石的复发。

专家提醒

每个人都可以在洗澡的时候触摸一下颈部、腹股沟、腋窝等部位,看看有没有肿块或淋巴结肿大。当然,最好还是每年做一次常规体检。胆石症B超检查的诊断符合率几乎达到100%,又属无创检查,建议经常有腹痛的人常规做B超检查,以及早发现疾病。

健康小贴士

预防胆石症,要多吃竹笋,多喝茶。竹笋内含有大量纤维素和木质素,纤维素中的果酸可以吸收胆固醇,木质素能够结合胆汁酸,从而减少这些物质在肠道中的吸收,调整胆固醇和胆盐的吸收比例,避免胆石症的形成。茶叶中以绿茶的药用功效最为显著,另外,茶叶中的咖啡碱、叶酸、胆碱、卵磷脂等物质具有调节脂类代谢的作用,对胆石症的形成可起到抑制作用。

眼部酸痛的根源

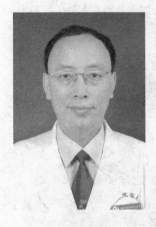

王勤美

温州医学院眼视光医院执行院长、眼科主任医师、教授、博士生导师,中华医学会眼科学分会角膜病学组副组长、防盲学组委员,浙江省医学会理事、眼科学分会常务委员。长期以来,在屈光手术等领域不断主持引进和开展多项新手术,如波前像差引导、Q值调整的准分子激光手术、非球面人工晶状体植入和高度近视手术等,完成各种屈光手术数万例。

身体征兆

人到中年的张女士有多年的近视,她最近遭遇了一件烦心事,就是双眼老感觉酸胀、疲劳,有时候还会痛,上医院查来查去又查不出个原因来。她的眼睛究竟怎么了? 这与她的近视有没有关系呢?

分析建议

眼睛酸痛常见的原因有: ① 屈光不正;② 视疲劳;③ 慢性结膜炎、青光眼等眼部疾病。

建议患者去眼科行全面的检查,包括医学验光、眼压测量等,以明确病因、及时治疗。

采访实例

张女士是某公司的职员,她早已习惯于每天长时间地面对电脑和大量的文件。可是最近,她的眼睛似乎撑不住了,经常出现酸胀、疼痛的症状,让她十分难受。

记者: 张女士,您觉得最近眼睛怎么异常?

张女士: 最近眼睛总是感觉酸胀、疼痛,稍微看会儿材料就不行了。以前读书的时候也要大量用眼,但那时从没出现过这样的症状。

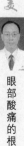

这时,张女士想到自己以前戴隐形眼镜感染时也有类似的症状,于是赶紧上医院检查。

记者:检查结果怎么样?

张女士:医生说没什么感染,也看不出有什么异常,这真让我不知道怎么办才好。

由于稍稍用眼,眼部就会酸胀疼痛,让张女士几乎难以持续工作,怎么办?在多次去当地医院检查和治疗没有效果后,通过上网查询,她专程赶到温州医学院附属眼视光医院(浙江省眼科医院)杭州院区求医。

记者:王医师,患者的情况怎么样?

主任医师王勤美:她找到我们的时候,我们就先给她做一次全面的检查,包括视力、屈光度数、结膜、角膜眼底和双眼视功能等等,都查了一遍。查了以后我们发现,这个患者的症状很有可能是双眼屈光参差引起的。

双眼屈光参差是指双眼屈光度数相差超过 250 度以上,患者通常会因融像困难而出现一些眼部症状。由于人眼的调节活动是双眼同时进行的,如果双眼的屈光参差度数相差过大,就会使视力较差的眼睛经常处于视觉模糊的状态,也容易引起儿童弱视。

一般来说,人的两眼屈光状态普遍存在轻度差异,完全一致者很少。但是通过检查发现,张女士的屈光参差度数高得有点离谱。

记者:张女士的屈光参差度数有多少?

主任医师王勤美:一般来说,大多数人的屈光参差不会超过 300 度,但是这个患者的屈光参差超过了 800 度。

经过检查发现,张女士的左眼近视度数是 300 度,而右眼的近视度数竟然达到了 1100 度。

医生说,张女士属于严重屈光参差,所以眼部会经常出现酸痛。据张女士回忆,其实她双眼的屈光参差在 20 多年前就已经很严重了。

记者: 你是什么时候发现这个情况的?

张女士: 上初中时,两只眼睛的屈光参差就很大,当时查出来,左眼是 200 度,右眼有 700～800 度。

对一般近视患者,配眼镜时,只要两眼的镜片都配到足够的度数就可以了,但张女士的情况就比较特别了。由于她两眼的屈光参差度数相差很大,要是两眼的镜片都配到足够的度数,她就无法正常生活了。

记者: 王医师,为什么会出现这种情况呢?

主任医师王勤美: 这个眼镜戴上去就头晕了。因为如果双眼的镜片都配足度数,由于两个镜片度数相差很大,两眼看到的图像表现为一大一小,脑子里面就很难将两个图像融合成一起。所以这样的眼镜是戴不了几分钟的,是难以适应的。

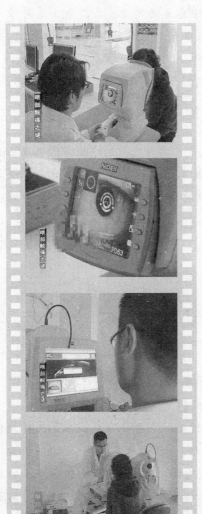

记者: 那么后来医生给你配了什么样的眼镜?

张女士: 当时医生给我的左眼配足了度数,而右眼的镜片只比左眼深了一点点。

尽管当时张女士的右眼镜片远远没有配足度数,但戴上眼镜后视觉还是较为舒适的。张女士说,这副眼镜一直戴到她高中毕业。

高中毕业后,由于近视又加深了,张女士又重新换了镜片,当时采用的还是老办法,左眼配足了度数,右眼的镜片只比左眼深了一点点。

尽管张女士的两只眼睛有很大的屈光参差,但她戴上眼镜后一直没有感觉什么不适。如今她 40 岁了,却经常出现眼睛疲劳、酸胀疼痛的症状。

记者: 王医师,为什么张女士 40 岁了才出现眼睛症状呢?

主任医师王勤美: 眼的调节能力是逐年下降的,人到了中年,就开始出

王勤美

眼部酸痛的根源

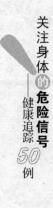

现几乎每个人都会遇到的一种生理现象——老花（老视）。这个时候眼睛的调节能力已经下降了，假如从事近的距离工作，眼睛就特别容易疲劳；如果光线又比较暗，症状会更加明显。患者就是这样，两眼的酸胀、疼痛，让她不能持久有效地工作。

医生说，屈光参差度数较大的患者通常没有很好的立体视觉，而老花眼的出现无疑是雪上加霜，即使近距离工作也会出现严重的视力障碍。

原来张女士的眼睛酸痛，问题不仅出在重度屈光参差上，而且还出现在老花眼上。

记者：像她这样的情况，目前有没有比较好的解决办法呢？

主任医师王勤美：第一个方案是做一个激光手术，就是通过一种非常精确的准分子激光改变角膜曲率，从而去除患者的度数。第二个方案可以考虑眼内手术的办法，就是在患者近视度数高的那只眼睛里放进一个镜片，这是一种人工晶状体植入术。

经过全面系统的术前检查，张女士的眼部情况适合做准分子激光手术，医生建议她做个性化的准分子激光手术。

记者：当时是怎么设计手术方案的？

主任医师王勤美：考虑到她的年龄，我们当时设计的手术方案兼顾了看远和看近的问题，这时候就需要有一个特别的设计了。我们要把优势眼左眼的300度全部做完，右眼留几百度，这样子双眼的屈光参差通常控制在200度范围以内。

除此之外，专家还运用了Q值技术，在张女士的眼球角膜正中央和周边的每一个点，激光打的度数都不一样。

记者：手术后感觉怎么样？

张女士：手术第二天复查时，左眼为1.0，右眼为0.8，原来经常出现的眼睛酸痛也没有了。

激光手术解决了张女士的眼睛酸痛问题，两眼看东西也更清晰了，但张女士还是不太放心，接受了准分子激光手术后，会不会留下什么后遗症呢？

记者：这个激光手术有没有后遗症呢？

主任医师王勤美：应该没有什么后遗症。准分子激光手术是一种损伤很小、术后恢复很快的手术，如果手术顺利，并注意术后复查和用药，应该不会出现后遗症。但是任何手术都是有风险的，而这种手术比眼内手术的风险要低很多。而且，随着科技的进步，这种手术也越来越成熟，恢复时间更短，视觉质量更好。

据介绍，屈光参差的患者大部分是近视眼，也有远视的，病因主要与遗传和环境因素有关。

记者：屈光参差的病因是什么？

主任医师王勤美：环境因素对屈光不正和屈光参差的发展有一定的影响。还有个别情况，就是小时候的用眼卫生问题，有些孩子总是歪着头看书，写很多字，这样一只眼睛距离书本远，一只眼睛距离书本近，一旦近视了，其中有一只眼的度数就特别高。当然，遗传因素也有一定关系。总之，这些情况我们都碰到过。

专家提醒

屈光参差患者像张女士一样，通过配戴眼镜或隐形眼镜矫正视力，只是一种妥协的应对方法，关键是应该早发现、早治疗。细心的家长如果发现孩子看东西的时候要眯眼睛，要靠近才能看，或者经常说自己眼睛酸胀，至少要带孩子到眼科医院去检查一次。要是能早期做一些处理的话，就可以让他们的双眼调节能够接近平衡，这样对双眼视力的发展是很有好处的。

健康小贴士

日常防治眼睛酸痛的方法有：

1. 适时休息。每次连续用眼半个小时后最好休息5分钟。轻轻闭上眼睛，做眼保健操或向远处眺望或看绿色植物，视疲劳将明显缓解。

2. 转眼运动。上体挺直，保持头部不动，目光平视，两目轻轻闭上，约10秒钟后缓缓睁开双眼，再做远眺近看，上视前看，下视前看，左视前看，右视前看，顺（逆）时针方向转动眼球（尽量沿眼眶边缘旋转，动作不要太快）。

3. 热敷眼部。摩擦双手致热，然后闭上双眼，用手掌盖住眼圈（勿压迫双眼）做深缓呼吸。每天这样做20分钟，有助于减轻眼部疲劳。

4. 经常眨眼。每天特意多眨眼，有助于清洁眼球，并给眼球小小的按摩。

5. 均衡饮食。注意饮食和营养的平衡，多吃些粗粮杂食，经常摄取如胡萝卜、西红柿、菠菜、蛋黄、动物肝脏等含有维生素A的食物，对眼睛有保健作用。

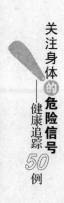

蹊跷的胸痛

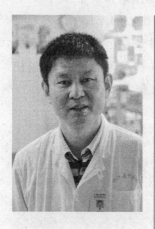

吕　宾

浙江省中医院院长、消化内科主任医师、教授、博士生导师，中华医学会消化病学分会委员，浙江省医学会理事、消化病学分会候任主任委员、肝病学分会委员。擅长于消化系统疑难、危重病的诊治及内镜下治疗。

身体征兆

年过50岁的陈女士经常感到胸痛、胸闷、心慌，总觉得自己的心脏有问题，但让她意外的是，医院的检查结果说明心脏没什么问题。到后来，胸痛、胸闷的症状越来越严重了，这让她既痛苦又无奈。陈女士究竟得了什么病呢？

分析建议

患者主要表现为胸闷、胸痛，但经检查未发现心脏疾病。此时，应注意是否还伴随其他症状，如反胃、反酸、烧心、咳嗽等；是否存在吞咽障碍、呼吸困难；症状发生是否有诱因，能不能自行缓解等，最好到消化科进行相应的检查。产生胸痛最常见和最凶险的原因是心脏疾患，如心绞痛、心肌梗死、主动脉夹层瘤等。除外心脏疾患后，还有一些非心源性胸痛，最常见的就是胃食管反流病。

采访实例

2005年的一天，正在家中干家务的陈女士突然感到胸口隐隐作痛，但几分钟之后，这种不适症状就消失了。

记者： 最初的情况是怎么样的？

陈女士：当时因为症状是突然出现的，但过了没几分钟就消失了，所以我也没当回事，以为是干活累的。

陈女士说，刚开始，她一直拖着没上医院，也没太把胸口不适当回事。但不久之后，胸痛、胸闷的症状越来越严重了，而且连睡觉的时候都会感到气闷。

记者：您觉得自己可能生什么病了？

陈女士：有一次，我跟人说起，我胸口经常不舒服，他们就说，会不会是心脏有问题？我就有点紧张起来了。

一想到自己的心脏可能有问题，陈女士再也坐不住了，赶紧上医院就诊，但检查结果却表明心脏没有问题。

在以后的几年时间里，陈女士的胸痛、胸闷症状还是经常出现，她也去过好几家医院，但由于查不出具体原因，治疗效果始终不佳。2009年，陈女士来到浙江省中医院求医。

记者：吕医师，您认为陈女士患了什么病？

主任医师吕宾：患者因为胸闷、胸痛经常发作，怀疑是心绞痛而住在我们医院，经心电图、心脏超声、CT冠脉成像等检查，均没有发现心脏方面的异常。

记者：不是心脏的问题，那会是哪方面的问题呢？

主任医师吕宾：我们又仔细询问了病史，发现患者在胸痛的时候常常有反胃，而且胸口有烧灼感。后来我们给她做了胃镜检查，发现是典型的胃食管反流病。

记者：什么是胃食管反流病？

主任医师吕宾：胃食管反流病是一种常见的消化系统疾病，其特征是胃内容物反流至食管，产生反酸、烧心、胸痛等症状，可伴有食管黏膜损

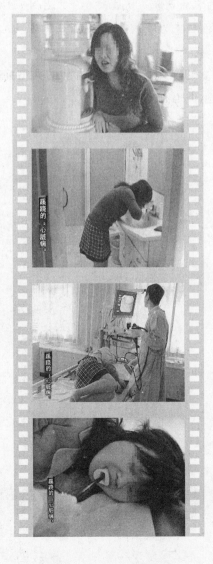

吕　宾

蹊跷的胸痛

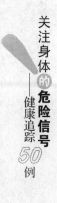

伤,包括糜烂、溃疡等。其原因主要是食管跟胃之间的"门"(食管括约肌)松弛了,导致胃内容物通过松弛的"门"反流至食管。我们检查发现患者还存在食管裂孔疝,它是形成胃食管反流的元凶。

专家说,许多不良的生活习惯为胃食管反流病埋下了祸根。如人们长期处于精神紧张或抑郁状态,负面情绪会对大脑皮质产生不良的刺激,导致自主神经功能紊乱,使食管括约肌这扇"门"的开关发生异常。又如,暴饮暴食及经常吃零食、夜宵等,均可引起胃内压上升,也很容易引起胃酸反流。另外,体重超标及肥胖也是胃食管反流的原因之一。

主任医师吕宾:这个病在美国很多见,因为美国人体重超重的很多。肥胖会引起腹内压增高,腹内压增高又导致胃的压力高于食管的压力,这样胃内容物就容易反流到食管。另外,该病与饮食(如饮酒、吸烟、咖啡、高脂饮食、巧克力等)、药物(如降血压药、抗心绞痛药等)、妊娠、穿紧身衣裤等亦有一定关系。

据了解,胃食管反流病的典型症状是反酸、烧心或者胸骨后面的灼热感,但也有不典型的症状。

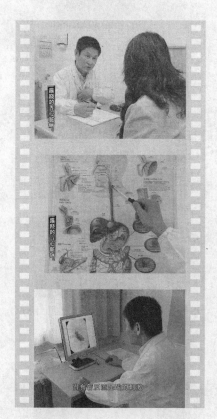

记者:吕医师,胃食管反流病有哪些不典型的症状?

主任医师吕宾:有一部分患者会表现为胸痛甚至咳嗽,因为胃酸反流到咽喉部,会引起咳嗽、声音嘶哑、咽喉痛等等,由于发病部位不同,患者经常误以为心脏病、咽喉炎等疾病。

记者:这样是不是很容易引起误诊?

主任医师吕宾:有时候患者会去看心血管科、呼吸科、五官科,如果这些科的医生有经验的话,一检查没有本科的问题,就会建议他去看消化科;但是也有很多人把它误诊为心绞痛、咽喉炎、气管炎、哮喘等疾病。所以我们通过你们这个栏目宣传一些科普知识,让人们了解胃食管反流病,从而使患者少走弯路,能够尽快地得到诊断。

陈女士的病情得到确诊后,经过对症下药,症状很快得到了缓解。

记者:针对陈女士的病情,有什么好的治疗方法吗?

主任医师吕宾:用药物治疗,主要是用抑酸的药物。我们现在用得最多的、抑酸效果最好的药物是质子泵抑制剂,通常服药后两三天症状就能得到缓解。但规范治疗一般需要2个月时间。

专家说,由于陈女士的胃食管反流病一直没得到应有的治疗,所以,如今的治疗难度加大,并有一些特别的要求。

记者:下一步应怎么治疗呢?

主任医师吕宾:尽管症状缓解了,但因为反流还存在,所以肯定要复发的。由于患者还伴有食管裂孔疝,如果这个问题不解决,根治胃食管反流病是不可能的。因此,对她来说,最好是做手术,在去除食管裂孔疝的基础上做一些防反流的手术。

专家提醒

通过生活习惯的改变,比如控制饮食、少量多餐、不要吃得太饱,就可以预防胃食管反流病的发生。还有,在睡觉以前吃夜宵是一个不好的习惯,因为平卧位时食管与胃之间的角度有利于胃内容物反流,睡觉前吃东西使胃来不及排空,更容易导致反流。所以对于一些症状不是很严重的患者来说,只要做到控制饮食,改善不良的生活习惯,症状是能够控制的。

吕宾

蹊跷的胸痛

都是二手烟惹的祸

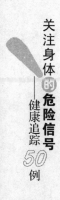

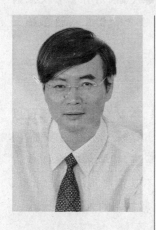

马胜林

杭州市第一人民医院院长、主任医师、博士生导师，浙江省医学会理事、放射肿瘤治疗学分会主任委员、肿瘤学分会副主任委员，擅长于恶性肿瘤的综合治疗，从事胸部恶性肿瘤（如肺癌、食管癌、胃癌等）的放化疗、热疗、生物治疗、中西医结合治疗、个体化治疗等非手术综合治疗的基础与临床研究。

身体征兆

平时不吸烟、不喝酒的陆大伯，在一次例行体检中查出肺部有个阴影，医生怀疑他患上了肺癌，需要做进一步的检查。一直身体很健康的陆大伯真的患上了肺癌了吗？

分析建议

患者首先要保持良好的心态，积极面对病魔，以现有的医疗条件，即使得了肺癌也有治愈的希望。另外，患者应立即去三级医院做进一步的系统检查，首先要做胸部CT（增强）检查，经有经验的专科医生阅片后若考虑肺癌，则需要做气管镜、肺功能、腹部B超、头颅磁共振、骨ECT、血化验、肺肿块穿刺活检等检查，以系统评估病情，明确肿瘤分期，再确定下一步的治疗方案。

采访实例

陆大伯一向都很注重自己身体的保养，每隔一段时间就会去医院做全面的身体检查。但在2006年5月的一次例行检查中，医生却告诉他，他的肺部有个阴影，需要做进一步的检查。让他没想到的是，进一步的检查结果居然是肺癌。

肺癌是最常见的肺部原发性恶性肿瘤,绝大多数肺癌起源于支气管黏膜上皮,所以,肺癌也称为支气管肺癌。近50年来,肺癌的发病率和病死率均呈迅速上升的趋势,而在死于癌症的男性中,肺癌已居首位。

记者:你是怎么知道自己患肺癌的?

陆大伯:到浙一医院去做了个CT,做出来以后医生说是肺癌。

然而,陆大伯始终对这个检查结果表示怀疑,所以他一而再、再而三地换医院反复做检查,但多次检查后,结果还是一样的。

据专家介绍,肺癌患者一般都会出现一些症状,而这些症状往往与癌肿的部位、大小、是否压迫或侵及邻近器官,有无转移等情况有密切关系。癌肿在较大的支气管内生长,会出现刺激性咳嗽;随着癌肿的增大,影响支气管引流,继发肺部感染时,就会出现咯血,通常表现为痰中带血丝或间断少量咯血;有的患者由于肿瘤造成较大支气管阻塞,可以出现胸闷气急、发热、胸痛等症状。

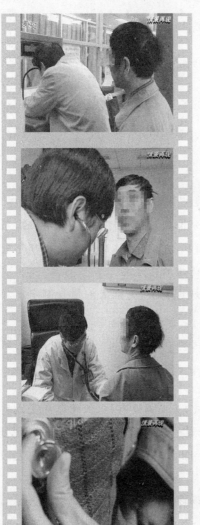

而在陆大伯身上,这些症状一点都没有。会不会是医生误诊,或者是他的肺癌还属于早期,所以症状不明显?

医学专家说,肺癌早期不一定会有症状,而很多有症状的人检查出来时往往已经是中晚期了。

记者:现在陆大伯的肺癌已经到什么程度了?

主任医师马胜林:根据影像学情况来看,他的肺部有一个原发(病)灶,壁层胸膜有(癌细胞)转移,这样的话,已经属于Ⅳ期了。Ⅳ期相当于晚期。

记者:陆大伯的身体一直不错,也不吸烟,为什么会得肺癌呢?

主任医师马胜林:一些长期吸烟,年龄在40岁以上,生活在城市中,特别是人口比较密集地区的人,得肺癌的几率很高;还有些慢性肺部疾病,

马
胜
林

都
是
二
手
烟
惹
的
祸

如慢性支气管炎、肺结核等患者，患肺癌的危险性也比一般人要高。而且现在流行病学调查已确定，二手烟也是肺癌的一个主要致病因素。

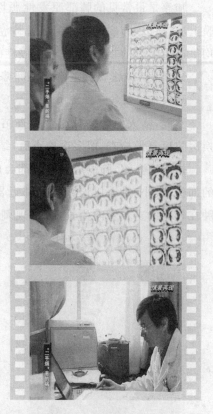

陆大伯回想起来，由于工作的关系，几十年来，自己确实长期生活在二手烟环境中，换句话说，他无奈地吸了几十年的二手烟。

记者：你周围吸烟的人多不多？

陆大伯：非常多。因为我工作的办公室是大部分人都抽烟的，而且比较厉害。我自己不抽，但人家都抽。

专家介绍，有的时候，吸二手烟比自己吸烟对自身健康的危害更大。而在得知自己不仅得了肺癌，而且已经是肺癌晚期时，陆大伯内心充满了恐惧。这时，医生对他的治疗方案也迟迟定不下来，这让他非常着急。

记者：当时确诊为肺癌晚期时，给他定了什么治疗方案？

主任医师马胜林：Ⅰ期、Ⅱ期及部分Ⅲ期患者是可以手术治疗的，而绝大部分Ⅲ期或者Ⅳ期患者是没有手术指征的。因为临床确诊的Ⅳ期患者已有多处癌细胞转移，所以以化疗或靶向药物治疗为主。

最后，专家根据影像学检查结果和病理类型，为陆大伯量身制定了一个治疗方案——化学治疗。

通过一番思想斗争，陆大伯开始接受化学治疗，而他特别担心的一些不良反应也相继出现了。

记者：化疗之后出现了什么反应？

陆大伯：化疗的反应是呕吐、胃口差，头发倒没有掉，但是浑身没力气。

虽然出现了一些不良反应，但是经过一段时间的化疗治疗，医生发现，陆大伯肺部的癌肿块明显缩小了。鉴于四个疗程的治疗效果以及陆大伯的体力状况，医生暂停了陆大伯的化疗。

记者：马医师，会不会出现复发转移的情况？

主任医师马胜林：复发转移肯定会有的，所以肺癌的治疗包括一线治疗、维持治疗、二线治疗、三线治疗等。一线治疗以后我们希望稳定的时间越长越好,如果再复发,那么我们就采用二线治疗。陆大伯在接受一线治疗后,为了更好地控制病情,防止出现复发和转移,接下来我们给予积极的维持治疗,采用了新型的小分子靶向药物。

记者:什么是小分子靶向药物?

主任医师马胜林:这些靶向治疗药物具有高效低毒的特点,能根据肿瘤的发病机理和特异性来设定靶点,故其抗肿瘤活性更强,毒副反应更小。

记者:现在患者的情况怎么样?

主任医师马胜林:一个月下来,病灶完全缩小了。现在患者一直在坚持维持治疗,很方便,一天只吃一片药。

陆大伯从当初怕癌,到如今和身上的肿瘤共存,不仅没有了当时的恐惧感,而且通过坚持治疗和锻炼,并调节好心情,身体状况已比较正常,日子还过得很轻松、很愉快。

专家提醒

除了戒烟、避免吸入大量二手烟外,还要提高健康意识,定期做体检,尤其是高危人群。40岁以上有重度吸烟史,体检时可做一次低剂量螺旋CT检查,这样可以发现一些早期问题。得了肿瘤不要怕,关键在于早期发现早期治疗,对中晚期患者,通过多学科合理的综合治疗也能取得较好的疗效,而且现在新的药物、新的治疗手段层出不穷,必将会给肺癌患者带来更大的福音!

健康小贴士

有效预防肺癌的方法有:① 戒烟,远离二手烟;② 对空气中的有害物质做好自身防护;③ 注意保持心情愉快,舒缓压力;④ 适当进行体育锻炼,增强免疫功能;⑤ 多吃新鲜的水果和蔬菜,多吃大豆制品、谷类食物;⑥ 早期发现、早期诊断与早期治疗。

马胜林

都是二手烟惹的祸

不可轻视的胸闷

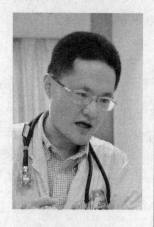

毛 威

浙江省中医院副院长、心血管内科主任医师、教授、博士生导师，浙江省医学会心血管病学分会委员，心电生理与起搏分会委员。擅长于各类心血管疾病的诊疗及危急重症的抢救，尤其在介入性心脏病学领域有很深的造诣，完成各类心脏导管介入诊疗手术1000多例。

身体征兆

一直身体不错的王先生，有一天上午开车出门，突然感到胸闷难受，而且还有一点隐隐作痛。但让他十分意外的是，到医院一查，竟查出了大麻烦。王先生的胸闷到底是什么疾病引起的？

分析建议

遇到不明原因的胸闷胸痛，首先要去医院检查，因为胸闷胸痛可能导致严重后果。可引起胸闷胸痛的疾病有急性冠状动脉综合征、主动脉夹层、急性肺栓塞等，所以王先生要立即到就近医院就诊，也可以舌下含服硝酸甘油一类的药物缓解症状，争取时间。同时应注意避免情绪激动和体力活动。

采访实例

某企业负责人王先生尽管已经60多岁了，但他一没高血压，二没糖尿病，只是血脂稍微有点高。王先生自我感觉身体不错，由于单位离家比较远，他每天都是自己开着车，往返于家和单位之间。

记者：王先生，您平时身体怎么样？

王先生：自己感觉身体还可以吧，这么大年纪了，还能每天开两个多小时的车，也没觉得很累。

半年前的一天上午，王先生像往常一样，开着车去下沙上班，半路上，他突然感觉胸口有点闷，感觉不太舒服。

王先生：因为心里很难受，好像有东西压住似的，有透不过气的那种感觉，于是就停了车，去附近的药店里买了点救心丸吃吃。

记者：吃了救心丸后，症状缓解了吗？

王先生：6颗救心丸吃下去以后，过了一个小时，还是没有完全缓解。

王先生坚持将车开到了单位，由于吃了救心丸后还是不见效，王先生有点着急了，只好让单位的同事把他送到了医院。

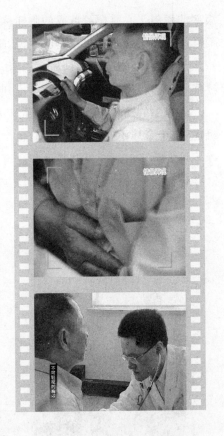

记者：当时的诊断是什么？

主任医师毛威：患者的主要症状是持续性的胸闷胸痛，根据心电图检查，我们诊断为急性冠状动脉综合征。

急性冠状动脉综合征是供应心脏血液的主干道——冠状动脉内的动脉粥样硬化斑块破裂、出血引起血栓形成冠状动脉阻塞，导致的心脏急性缺血，从而引发一系列严重的、不断进展的病理生理变化，包括不稳定性心绞痛、急性心肌梗死和心脏性猝死。

主任医师毛威：这个患者实际上是冠心病引起的急性心肌梗死，现在把它归类于急性冠状动脉综合征。有的时候，仅凭胸闷是不能诊断为心肌梗死的，可能就是一个不稳定型心绞痛。

王先生：通过心电图等检查，医生说，冠状动脉堵住了，引起了心肌梗死，所以要马上动手术。

心肌梗死最典型的症状是不同程度的胸痛、虚弱、出冷汗、晕眩、呕吐，有时也会导致呼吸困难甚至昏迷。胸痛是心肌梗死最常见的症状，患者一般将它描述为受压、紧束的感觉，有时也会表现为下颌、颈部、臂膀、背部和

毛威

不可轻视的胸闷

67

腹部的疼痛。心肌梗死造成的胸痛称为心绞痛,疼痛时间往往超过30分钟,而且用药后不能缓解。但是医生说,临床上约有1/4的心肌梗死患者没有典型症状,尤其是老年人和糖尿病患者,他们往往会感到虚脱、无力或昏厥,上述症状往往容易被患者忽视而得不到及时治疗,以至造成严重后果。

王先生的病情被确诊后,必须马上接受心脏介入手术,这让王先生心存疑虑,由于家属不在身边,他一时也拿不定主意。难道病情真的到了非做手术不可的地步?还有没有其他方法可以进行治疗呢?

记者:毛医师,还有没有其他更好的方法了?

主任医师毛威:目前对心肌梗死来说,效果最好的,或者说治疗的第一条原则就是血管再通。什么意思呢?就是让堵住的血管再通,可以用药物的方法,也可以用介入的方法。目前证明,对患者的预后来讲,介入方法是优于药物的。

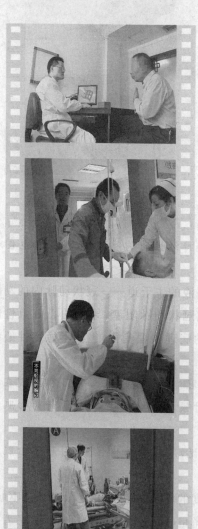

王先生的病情越来越严重了,已经没时间再等待了,经过医生的一番解释,王先生决定接受介入手术。

记者:这种手术效果怎么样?

主任医师毛威:治疗的效果往往取决于发病时间,如果发病后送来早,效果相对来说就要好;反之,效果就会差一些。

记者:手术顺利吗?

主任医师毛威:在堵住的地方用一个支架把它撑开,这根血管的血供就恢复了。实际上这个患者从送到医院,再到手术完成,整个时间也就个把小时,所以手术很快就完成了。

医生说,王先生还是幸运的,感觉胸闷难受后及时到医院就诊,给医生的抢救争取了时间。如果当时没能及时赶到医院,后果会非常严重。

经过一段时间的恢复,目前王先生的身体状况良好。

记者:王先生现在的情况怎样?

主任医师毛威：半年随访下来，情况非常好，患者能够正常地生活和工作，有时候还能够出去旅游，坐飞机这些都没有问题。

医生说，对于冠心病患者来说，最重要的是二级预防，防止再次发生心肌梗死。

医生说，冠心病的病因和发病机制很复杂，和患者的年龄、性别以及高血压、糖尿病、高脂血症等病史有关，另外，和吸烟、遗传也有一定的关系，女性患者还与雌激素水平有关。

据了解，目前冠心病的发病趋向年轻化，所以，不论年纪大小，都要保持健康的生活方式。

记者：冠心病应该如何预防？

主任医师毛威：对于没有冠心病的人来说，平时应该保持一些健康的生活方式，包括良好的心态。对一些可能导致冠心病的危险因素加以综合管理、综合控制，比如要降血压、降血糖、降血脂，再加上健康的饮食、适当的运动锻炼，这样可以降低冠心病的发生率。而对于冠心病患者来说，那么更重要的就是要严格地遵照医嘱，进行冠心病的二级预防。

专家提醒

对于处在冠心病发病年龄段的一些人，譬如说40岁以上的男性、绝经后的女性，如果在日常生活中发生了一些症状，如胸闷、胸痛，或者突然发生晕厥等，一定要第一时间到医院就诊。

健康小贴士

如何预防冠心病呢？如果用一句话概括，那就是少吃多动、戒烟限酒、早防早治。具体来说，就是要做到以下几点：

1. 最好的医生是自己。身体健康最终取决于健康的生活习惯，而这都是由自己决定的。

2. 七八分饱，饮食清淡，多吃谷类和水果蔬菜。适量饮酒，尤其是红葡萄酒，但每天不宜超过50～100毫升。

3. 适度运动。以有氧运动为主，包括慢跑、步行、伸展运动、乒乓球、微型网球、郊游等。

4. 保持良好的心态。

此外，每年一次的健康体检很重要，它能提供很多的疾病线索，如果经常发生胸闷、憋气、心悸等，不要掉以轻心，一定要及时就诊，做详细的内科检查。

毛威

不可轻视的胸闷

多年的气急乏力之谜

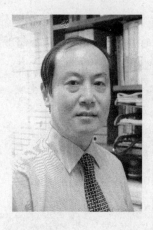

倪一鸣

浙江大学医学院附属第一医院心胸外科主任、心脏病中心主任、主任医师、教授、博士生导师，浙江省医学会胸心外科学分会主任委员。擅长于瓣膜外科及大血管外科手术、复杂先心矫治、非体外循环下搭桥术、微创普胸手术等。

身体征兆

从五六年前开始，朱女士经常感到气急和乏力。让她无奈的是，多次治疗效果不佳，而且病情越来越重，人也变得越来越胆小。朱女士究竟得了什么病呢？

分析建议

患者应正视疾病，避免讳疾忌医，及时到正规医院就诊，并正确选择就诊科室（可到分诊处咨询）。平时应该注意休息，避免过度劳累；预防感冒，避免身体其他部位感染。

采访实例

据朱女士回忆，五六年前的一天，她在田里干活的时候突然感到气急乏力，当时休息了一会儿就好了。可是，从此以后，每当她活动时就容易发生气急乏力。

记者：当时感觉怎么样？

朱女士：活动时就出现气急，如种菜、走山路、走楼梯，都蛮气急。

朱女士丈夫：平时爬山翻岭的时候，气急最明显，慢一点就好了。

因为只要不干活、少走路,就不会气急,朱女士以为是自己太累造成的,所以也没有去看医生。

以后,朱女士的气急症状开始慢慢加重,有邻居认为她可能是患上了哮喘病。

朱女士丈夫:前几年老听她说,做得吃力死了,我劝她别做了。因为农村里看病太远,而且要人陪着去,她不想去看。

一晃好几年过去了,这期间因为气急乏力,在家人的劝说下,朱女士也上当地医院看过几次,但都因治疗效果不佳,只能不了了之。到了2010年,朱女士的气急乏力症状越来越严重了。

朱女士:人不太好动,只要一动,就会出现气急,力气也没有了。

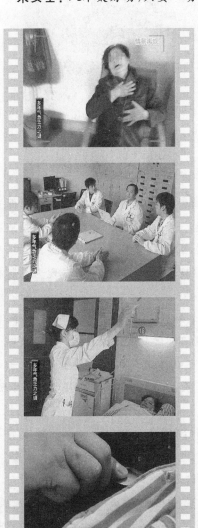

气急的程度越来越厉害,还伴有乏力,朱女士的家人以为她的"哮喘病"发作了,便让她整日躺在床上静养。但即便是这样,她也未必能好过点。据朱女士的丈夫回忆,当时只要有人在身旁轻声地叫她一声,她也会被吓得半死。

朱女士:别人来喊我一声,我就会吓一跳。有几次不留心,被吓得不轻。

五六年过去了,对于朱女士来说,气急乏力的怪病一直是个谜团,让她没想到的是,这一谜团却因为她身上的另一种凶险的疾病而被解开。

2010年的6月份,一次偶然的机会,朱女士发现自己的乳房上有一个硬块。

记者:发现了乳房肿块?

朱女士:洗澡时,我摸到右乳房有一个硬块。

记者:乳房痛不痛?

朱女士:不痛,这个东西(硬块)也不难受。后来乳房又出血了,乳头的地方,我只好去医院看了,医生说可

倪一鸣

多年的气急乏力之谜

能是乳腺癌。

在当地医院医生的建议下,朱女士赶紧赶到浙大医学院附属第一医院来就诊。经过检查,她很快被确诊患上了乳腺癌。

就在朱女士为自己患上乳腺癌而惶恐不安时,又出现了一个新情况。由于检查中发现她还患有另一种凶险疾病,本来要很快进行的乳腺癌根治手术一时难以进行了。

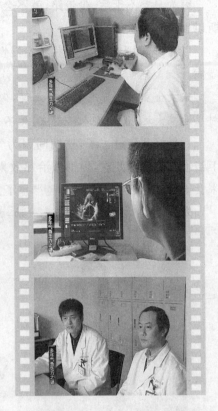

记者:为什么不能进行手术了?

主任医师倪一鸣:经过检查,考虑是乳腺癌,需要进行手术治疗,但这个患者存在特殊情况:她有风湿性心脏病,而且是两个瓣膜病变。

这时,困扰了朱女士五六年的气急乏力症状的原因才搞清楚,原来她患上了风湿性心脏病。

风湿性心脏病简称风心病,是指风湿性炎症过程中累及心脏瓣膜而造成的心脏病变,表现为二尖瓣、主动脉瓣、三尖瓣中有一个或几个瓣膜狭窄和关闭不全。患病初期常常无明显症状,后期则表现为心慌气短、乏力、咳嗽、肢体水肿、咳粉红色泡沫痰,直至心力衰竭而死亡;有的则表现为动脉栓塞,比如脑梗死。

主任医师倪一鸣:人的心脏里有四个瓣膜,其作用相当于阀门一样,能控制血流的方向。心室舒张时,它们就打开,让血液流向心室;心室收缩时它们就关住,血液就流向主动脉,这样就可以保证血往同一个方向流。如果这四个阀门坏了,打也打不开,关也关不紧,心脏的负担就变得很大,因此,患者会出现心慌、气急、胸闷等症状。

倪主任说,乳腺癌和心脏瓣膜病同时出现在一位患者身上的情况并不多见。

主任医师倪一鸣:二尖瓣的正常面积是4～6平方厘米,如果小于1.5平方厘米就要做手术。还有主动脉瓣狭窄,主动脉瓣狭窄要考虑压力阶差,如果压力阶差超过50毫米汞柱就要开刀了。而患者是58毫米汞柱,所以她这个指标也达到了,也是需要开刀的。另外,主动脉瓣关闭不全中度以上也需要手术,而患者已经达到了中重度,二尖瓣也有关闭不全。

毫无疑问,以上指标中的任何一项,朱女士都完全达到了手术的标准,如果不接受手术,病情还会继续加重。这时,摆在医生面前的一道难题是:先做乳腺癌手术还是心脏手术?

记者:倪医师,先做哪个手术有利一点?

主任医师倪一鸣:因为心脏病不是太轻,如果先做乳腺癌手术的话,麻醉、手术中心脏能不能耐受都有问题。先做心脏手术的话,手术之后恢复需要几个月的时间,这几个月肿瘤可能会进展,治疗效果会大受影响。

还有一个问题,如果患者换了机械瓣膜,就必须用药物进行抗凝治疗,这也会影响到乳腺癌的手术。

主任医师倪一鸣:抗凝治疗时在手术的时候就容易出血,这样,先进行心脏手术就会为乳腺癌手术带来困难。

无论是先切除乳腺肿瘤还是先置换心脏瓣膜,都会带来一系列的后遗症,甚至危及生命。面对朱女士的病情,医生该选择什么样的手术方案呢?

主任医师倪一鸣:我们认为两台手术可以同时进行,这样,麻醉只需一次,手术康复的过程中能避免上述弊端,但这个问题牵涉到多学科的合作。

通常心脏手术的切口是在胸部正中,而乳房肿块的切口也在胸部,两者的距离比较接近,这给两台手术同时进行带来了可能。

记者:两台手术同时进行有哪些利弊?

主任医师倪一鸣:两台手术同时进行时,手术切口是很大的,手术以后也会出现很多困难,比如说切口的愈合;体外循环的时候血液要抗凝的,可能会造成乳腺手术出血较多。但是与分期手术相比,它还是具有很多优势的。通过技术上的一些努力,这些困难都是能够克服的,而且风险也是可控的。所以我们计划先把右侧乳腺癌的根治术做好,不出手术室,同期进行心脏手术。

经过心胸外科和乳腺外科医生的联合会诊,2011 年 1 月 13 日,朱女士同时接受了乳癌根治术和心脏瓣膜置换术。手术后,经过巩固治疗,不到一个月,朱女士就顺利出院了。摆脱了疾病的困扰,朱女士感到一身轻松,但她始终搞不明白:过去她一直身体不错,怎么会患上风湿性心脏病的呢?医生分析,朱女士年轻时就有风湿病了。

主任医师倪一鸣:瓣膜病只是风湿性病变的一个后遗症,瓣膜受到风湿性炎症侵犯以后形成了疤痕,疤痕挛缩后瓣膜缩小、变厚、钙化,其形态改变直接影响了它的开闭功能,引起血流动力学异常,这就是风湿性心瓣膜病。

倪主任说,过去朱女士经常感觉气急、心慌,其实都是风湿性心脏病在

倪一鸣

多年的气急乏力之谜

作怪。

风湿性心脏病的早期症状不明显,后期就会出现气急、心慌等症状。医生提醒,遇到气急、胸闷等症状,特别是长时间持续存在的,要及时到医院就诊。

专家提醒

心脏病的很多症状是非特异性的,比如气急,可以出现在哮喘、肺炎、支气管炎和其他一些疾病中。二尖瓣病变时,患者自觉症状会相对较重,因此较易引起重视。但是我们要提醒患者注意的是,主动脉瓣病变可能更需要及时手术,因为左心室对于主动脉病变有较强的代偿能力,通常在出现临床症状前心脏已经历了很长一段时间的病变代偿期,一旦出现症状,病情即会迅速发展,有时候在没有任何先兆的情况下会突然死亡。所以在主动脉瓣狭窄、关闭不全时,即使没有很明显的症状,如果医生建议手术治疗,患者应该考虑接受。

健康小贴士

风湿性心瓣膜病患者在日常生活中要注意以下几点:

1. 注意休息,保证充足而高质量睡眠,避免剧烈运动。

2. 加强室内通风,注意保暖,预防感冒。

3. 戒烟、戒酒,少饮咖啡与浓茶。

4. 有心功能不全者少食含盐量高的食物,少食含水分高的水果,如西瓜。

5. 如需做拔牙等小手术或身体存在感染灶时,及时使用抗生素。

6. 要听从医生的劝告,需抗凝或手术时不能等,否则极易致残或致命。

放疗之后的烦恼

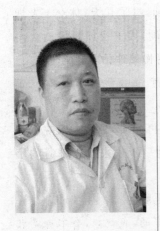

谢庆平

浙江省人民医院手外科主任、主任医师、硕士生导师，中华医学会显微外科学分会显微骨修复学组委员，浙江省医学会显微外科学分会候任主任委员、手外科学分会副主任委员。擅长于各类上肢神经卡压、上肢神经损伤后功能的重建及康复；断指(肢)再植、再造，上肢血管性疾病的治疗，上肢瘢痕挛缩及畸形的矫正；先天性手畸形的修复；手部肿瘤的治疗；截指(肢)及上肢功能的重建等。

身体征兆

近几个月来，36岁的林女士发现自己的右手臂，包括手腕、手指渐渐地不听使唤了，而且腋下的肌肉也开始变硬，摸上去就好像石头一样。林女士究竟被什么病纠缠住了？

分析建议

针对林女士的疾病，首先应考虑右臂神经丛损伤导致右的上肢肌力下降，右手指及手腕运动功能受限。为进一步确立诊断，需行双上肢肌电图检查和颈椎磁共振(MRI)，同时要注意右手腕和手指屈伸活动的力量有无进行性下降。

采访实例

36岁的林女士近来发现自己变胖了，肚子上的赘肉也多了起来。正当她为这个发愁的时候，却意外地发现自己的右手臂越来越细了。

几天后，林女士感到右手臂莫名其妙地痛起来，这种痛好像是从身体里面发出来的，特别厉害，于是她赶紧去了医院。

记者： 医生怎么说？

林女士： 医生当时没说什么，就给我开了三

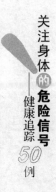

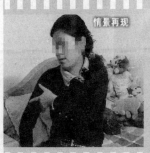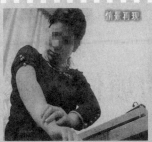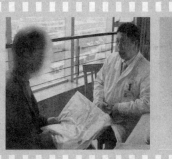

盒双黄连口服液。吃完后手臂果然不痛了，我很高兴。

吃了药以后林女士的手臂终于不痛了。没想到，过了几天，林女士发现自己右腋下的皮肤破了，并流出脓液，后来结痂变硬，摸上去就好像石头一样，没有半点知觉了。更让她担心的是，她的右手臂慢慢地抬不起来了。

林女士：买回来这样和那样的药，包括消炎的啊、止痛的啊，有时候吃下去效果好一点，有时候又是老样子。

林女士似乎已经感觉到了不祥的预兆，她没敢再耽误，赶紧上医院做了检查。经过CT、磁共振检查以后，她听到了一个她一直以来最想逃避的字眼——乳腺癌复发！

原来，两年前（2006年9月），她被查出患上了乳腺癌。

林女士：当时发现乳腺上有个小肿块，不痛不痒的，我就想，会不会是乳腺癌呢，去医院一查，果然是癌症。当时我老公在萧山那边干活，接到电话后就回来了，他安慰我说：没事的，没事的。

经过一番思想斗争以后，林女士接受了右侧乳房全切手术。虽然失去了失去了右侧乳房，但是并不意味着癌细胞完全被杀死了，仍然有转移和复发的潜在危险。为了巩固手术成果，她又接受了放射治疗。

记者：做了多长时间的放疗？

林女士：2007年8月开始放疗，9月10日做完的。除了周末周日，每天都要做的。

每一次的放疗对林女士来说都是一场噩梦，这个噩梦她经历了整整一个月。当她咬紧牙关熬到最后几次的时候，她发觉自己身上有点不对劲了。

记者：出现了什么情况？

林女士：在最后两三次放疗的时候，这里（腋下）这里就脱皮了、溃烂了。

放疗还没做完，腋下便开始出现破皮现象，而且破皮处还有脓液流出来。

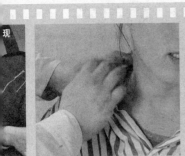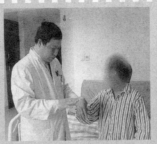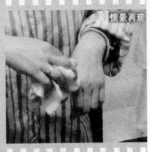

林女士: 2008年5月去的医院,慢慢换药,到7月份开始慢慢结痂,后来痂干了,整个手臂都很痛,痛得睡觉都睡不着。

可怕的病魔并没有就此放过她,今年8月,林女士的右手臂抬不起来了,接着右手手腕失去了知觉,右手手指也不太会动了。她的右手就好像断了线的风筝一样,不受自己控制了。

现在,疼痛一直纠缠着她,而且一次比一次剧烈。她去当地一家医院检查,医生告诉她,她的乳腺癌复发了。面对这样的结果,林女士简直要崩溃了。

就在林女士开始绝望的时候,她的丈夫拿着妻子的病历和相关检查资料跑到省城杭州,想让专家想想办法。让他十分惊喜的是,浙江省人民医院的专家在看了林女士的磁共振等检查资料后,竟然提出了与当地医生不同的意见。

记者: 专家是怎么认为的?

林女士丈夫: 我把磁共振的片子拿给医生看,他说不像是乳腺癌的复发转移,我就认为我老婆还有救。

主任医师谢庆平: 患者目前的状况主要是臂丛神经损伤。我们问了一下病史,当时是乳腺癌术后进行放疗,产生局部皮肤的感染(我们称为放射性皮炎),愈合后会在腋下、锁骨上部产生疤痕,而这些疤痕会对臂丛神经(支配手的神经)产生一种相当严重的压迫。

臂丛神经损伤是乳腺癌放疗后的严重并发症之一,也可发生在其他恶性肿瘤放疗后。随着恶性肿瘤患者生存期的延长,其发病率正在逐渐上升。

医生说,林女士腋下的肌肉变硬,其实是放疗对皮肤造成的损伤,损伤后会产生疤痕,于是感觉肌肉变硬了。

听说自己的病不是癌症复发,林女士非常高兴,她赶紧从老家跑到杭州,到省人民医院做了进一步的详细检查。

谢庆平

放疗之后的烦恼

记者：检查结果怎么样？

林女士：为了进一步确认，就做了一个穿刺，结果出来后也表明不是复发。这样我心里就放宽一点了。只要不是癌症复发转移，就不会对生命造成威胁了。

但是，医生说，虽然没有生命危险，但是由于时间拖得太久，右手能不能保住还很难说。

主任医师谢庆平：她的手不能握紧拳。握紧拳、旋转，都要靠肩关节和手关节的带动，因为她的臂丛神经（支配手的神经）受到了压迫，这种压迫如果不解除的话，手的一些功能就会消失。

医生说，乳腺癌放疗以后总会产生一些不良反应，但是绝大多数患者是以疼痛为主，像林女士这么严重的神经损伤并不多见。

主任医师谢庆平：臂丛神经是支配手活动的主要神经，其主要分支有三条：一是腋神经，主要功能是抬肩跟举手；二是肌皮神经，主要功能是屈肘；三是桡神经，主要功能是伸手、伸

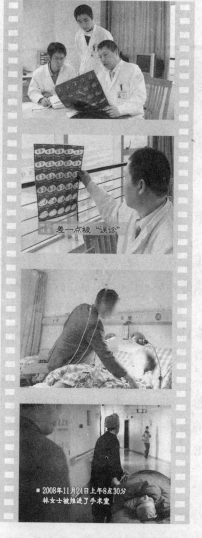

差一点被"误诊"

2008年11月24日上午8点30分
林女士被推进了手术室

腕、伸拇、伸指。这个患者的桡神经完全瘫痪了，所以她的右手功能几乎完全丧失了。

确实如此，自从手臂疼痛以来，林女士的右手什么也做不了，连简单的开瓶盖、拿筷子这样的事情她都没法完成。

主任医师谢庆平：在这个患者身上我还看到了一点，她腋下的疤痕是紧贴着骨面的，疤痕一挛缩，她的上肢就无法上举，这样就限制了上肢的活动范围。如果说要把这些问题解决掉，必须进行手术。

医生说，由于当初林女士接受放疗后留下的损伤比较大，再加上有神经的损伤，必须靠手术来解决。让林女士感到意外的是，通过手术，医生不仅能解除她的手臂问题，还能帮她"拣回"已失去的乳房。

主任医师谢庆平：根据患者的体格情况，包括她的愿望，我们打算把乳房重建术放到一起来做。

还能做乳房重建？这让林女士感到和意外惊喜。医生说，给她再造乳房时，她肚子上的一大堆赘肉还能发挥它们特有的作用。

记者：谢医师，乳房重建手术是如何做的？

主任医师谢庆平：乳房再造可以利用自身的组织，而柔软的脂肪组织跟乳房组织的结构非常相似，从形态学来说也会更自然一点，同时又别除了其他造乳术的弊病。而且这次我们采用的是游离的下腹部皮瓣来造乳，对整个腹部来说没有手术的不良后果。

2008 年 11 月 24 日上午 8 点 30 分，林女士被推进了手术室。整个手术过程是在显微镜和放大镜下进行的。医生先把林女士身上受压迫的神经松解开来，紧接着又切下了林女士腹部的皮瓣，并把一部分移植到她的腋窝下，这样就确保了她手臂上举的功能。最后医生把剩下的皮瓣连同赘肉一起，给她重建了一个乳房。

主任医师谢庆平：把下腹部的赘肉形成皮瓣，然后将它与胸廓、胸腔内的血管做吻合，使得这块移植上去的肉成活。

10 个小时后，这台复杂的手术才告结束。手术中，为进一步了解林女士的臂丛神经功能，医生还给她做了一个病理检查。

医生估计，大约再过 4~6 个月，林女士的手臂功能就可以恢复 60%。但由于拖延了治疗时间，她的手臂功能要恢复到完全正常已经不可能了。

记者：谢医师，神经损伤有什么危害性？

主任医师谢庆平：患者对神经损伤的认识没有对骨折、骨骼、关节脱位、肌腱、皮肤拉伤这么清楚，所以往往被人们忽视。其实，神经损伤的危害性比其他损伤都要大，而且神经的再生也比较难。迄今为止我们只能找到周围神经再生的例子，没能在人类身上找到中枢神经再生的例子。

专家提醒

颈肩部疼痛和活动受限不一定是颈椎病和肩周炎，要充分重视臂丛神经及其分支的损伤的可能性。周围神经受到急性或者慢性的一小点卡压就会产生颈肩部广泛的疼痛不适和活动障碍，这要引起患者的充分重视，应该尽早进行正规治疗，而不应该耽误病情，或仅在理发店、按摩室做按摩治疗。乳腺癌术后治疗过程中出现上肢功能障碍时应该全面考虑、仔细检查，综合分析其原因，尽早找到合理的治疗方案。

谢庆平

放疗之后的烦恼

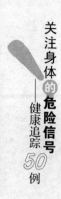

原来是反流惹的祸

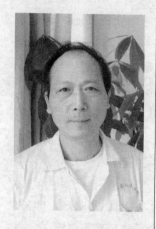

王跃东

浙江省人民医院微创外科主任、主任医师、博士、博士生导师,浙江省医学会常务理事,浙江省医学会创伤医学分会副主任委员、微创外科学分会常务委员兼秘书。擅长于肝、胆、胰、脾、胃肠、甲状腺疾病和肥胖症的治疗。

身体征兆

夜晚,老王被一阵阵的咳嗽惊醒,他感到喉咙里有异物,好像梗在气管里面;有时候甚至感到鼻孔里面也有东西,所以他拼命地打喷嚏。白天,他的胸口出现一阵阵的烧灼感,就像喝了烈酒一样。老王究竟患了什么病?

分析建议

出现上述征兆,患者应该去医院就诊。一般来说,反复咳嗽需要看呼吸科,如感觉胸骨后有烧灼痛需要看消化科。如果有某种不适症状较长期存在,也要去医院查找原因。

采访实例

50多岁的老王在夜晚入睡后,经常会因咽喉部异物的刺激咳嗽不止而惊醒。

老王: 喉咙里有异物,好像梗在气管里面,有的时候甚至感到鼻孔里面也有东西,所以拼命地打喷嚏。特别是半夜里,要咳好长时间,有时候会从咳嗽中惊醒。

因为经常在晚上咳嗽不止,对照一些疾病的症状,老王怀疑自己患上了气管炎或哮喘病了。

记者：有没有去医院治疗过？

老王：去过医院，也吃了不少止咳的药，但没有用。原来咳出来的是痰啊什么的，后来咳出来的东西竟然是饭粒。

经过多次观察，老王发现，夜晚经常咳嗽很有可能咽喉里的是饭粒刺激引起的。喉咙里为何常有饭粒作怪？这饭粒会不会是胃中反流上来的呢？据老王回忆，自己在年轻的时候就有胃病了。

记者：你以前得过胃病吗？

老王：二十五六岁的时候老是有胃疼啊什么的。经常是吃过饭以后，胃就有点不舒服了，有时还会隐隐作痛。

当时老王经常感到胃部隐隐作痛，去乡镇医院就诊，被诊断为胃炎。

记者：当时生活、饮食规律吗？

老王：不是很规律，经常饱一顿饥一顿的。有时候吃得很饱，隔很长时间再吃下一顿。

由于工作忙碌，老王每次胃痛发作总是默默地忍受。

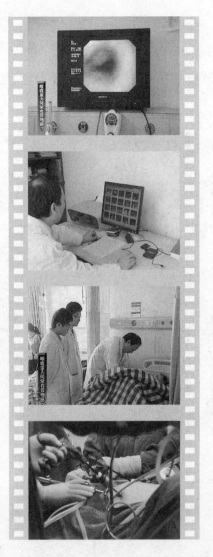

老王：有一段时间我在厂里做营销，经常在外面跑，坐长途车、坐火车成了家常便饭，饱一顿饥一顿的经常有，也常感觉胃不舒服，当时也没有好好治疗，就这样熬过来了。

主任医师王跃东：如果一日三餐规律的话，胃到了该分泌（酸）的时候就分泌了，否则就会产生功能失调。食管、肠的功能也一样。

据老王回忆，多年来他一直喜欢喝酒，有时喝多了就呕吐掉。

老王：喝醉的时候吐过几次，那个时候年轻，好像感觉不到身体有什么大碍。

有段时间，老王被派到广东工作，由于每天吃得过饱，到下午三四点种，他就会感到胸口烧心般的难受。

王跃东

原来是反流惹的祸

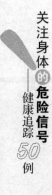

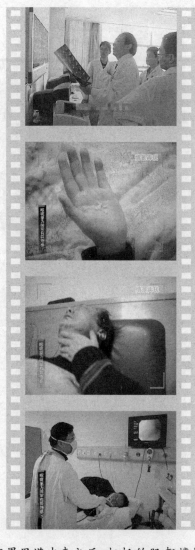

老王：胸口烧得很难过，反酸呢。以前刚开始的时候，吃了甜食、年糕、马铃薯、番薯这类东西会反酸，后来这些东西不吃也会反酸，我感觉胃好像有点问题了，就上医院看了。

经过检查发现，除了胃炎以外，老王还患有食管炎。

老王：做了胃镜检查，医生说我的食管有点扩张，所以诊断为胃食管反流病。

胃食管反流病是因为胃内容物反流至食管引起的，俗称"烧心病"。因为正常情况下胃酸只存在于胃中，当它反流至食管时，会刺激食管而产生烧心感。反流常常发生于饭后，因为此时食管括约肌张力减弱，胃内压力高于食管。

医生说，老王的胃食管反流病与他的一些不良饮食习惯有一定关系。

主任医师王跃东：这个病与自身的一些因素（包括先天的、后天的因素）有关，可能是患者局部组织结构方面有缺陷了，或者食管裂孔扩大了，或者神经运动功能下降了。如果酗酒，在胃里满出来之后，把括约肌都撑松弛了，那肯定会加重这个疾病。另外，患者本身的胃功能就不是很完善，如果在很饱的情况下，就很容易出现胃酸反流，当然，胃里很多的内容物也会反流到食管里来，从而造成食管的损伤。

老王：在查出胃食管反流病后，经过一段时间的服药治疗，症状消失了。后来我以为这个病已经没事了，就比较大意了，但没想到不久后又经常发作了。

由于病情经常反复，老王只好来到省城杭州求医。医生检查后证实，他喉咙里的异物正是胃里反流上来的食物。经过几年的治疗，他的胃食管反流病不仅没有治愈，而且越来越严重了。

医生分析，由于老王的食管贲门口太大（又称食管裂孔疝），造成胃内容物反流到食管,在晚上入睡后更容易发生。

　　记者: 为什么入睡后易发生反流?

　　主任医师王跃东: 通常白天人体是直立的,当我们吃了东西之后,食物就会沿着食管、胃、小肠、大肠向一个方向流动。要是在某一个局部发生反流了,在一定的范围内是可以的,超出了这个范围就不正常了。比如说胃内容物就不应该回到食管,否则就会引起炎症和糜烂。因为白天人是直立的,往上反流的机会就会少一点,而晚上入睡后在人体呈水平位的情况下,胃内容物会很自然地反流上来。

　　医生说,胃食管反流病的发病除了遗传、不良生活方式之外,还与年龄有一定关系。

　　记者: 与年龄有什么关系?

　　主任医师王跃东: 胃食管反流病有两种:一种是先天的,即年轻的时候就发病;还有一种是到了五六十岁以后,随着肌肉的萎缩,胃、食管连接的地方(食管裂孔)变得更大了,如果出现咳嗽、便秘,或者其他病变使腹腔内压力增高,就会导致胃内容物反流。

　　医生说,一旦患上胃食管反流病,如果任其发展,就会造成食管糜烂、狭窄,甚至发展成癌前病变。但是长期服药也只能控制病情和消除症状,并不能从根本上解决问题。那么,类似老王这样的病情,有没有其他更好的治疗办法呢?

　　经过检查发现,老王的食管裂孔疝还不是很大,所以可以通过外科手术来治疗。而目前的微创外科不仅创伤小,而且手术后的恢复也比较快。

　　2011年3月18日,医生为老王实施了腹腔镜下胃底折叠术,消除了他的食管裂孔疝。

　　手术后第二天,老王的肠功能就恢复了,肛门也恢复了排气。

　　老王: 我现在的感觉比以前好多了,以前吃过饭以后马上会感觉到喉咙里面有异物,现在没有了。

　　手术后,老王的喉咙里再也没有了异物感。还有一件让他高兴的事,就是不用再服用胃食管反流病的药物了。

　　医生说,胃食管反流病的药物治疗只是对症治疗,并不能从根本上治愈这一疾病。

　　医生建议,在胃食管反流病的早期阶段,可以通过相关的药物干预和控制,如果经过药物长期治疗,疾病还是没能得到有效控制,就可以接受外科手术治疗。

　　主任医师王跃东: 胃食管反流病是一个非常常见的病,美国有个统计数字表明，将近一半(45%)的美国成人，在每个月当中都会感受到1~2次的胃食管反流。如果出现胸骨后烧灼痛的感觉，可能就是这个情况。

专家提醒

纠正不良的饮食习惯，保持正常的、有规律的生活；不要暴饮暴食，吃了东西之后不要立即躺倒，可以适当地散散步，有助于预防胃食管反流。假如出现胸骨后烧灼痛，或者发生反复的哮喘、咳嗽，去看消化内科、普外科都可以。对于胃食管反流病，首先可以进行保守的药物治疗，如果保守治疗没有效果可以做手术，现在还可以通过腹腔镜手术来矫治。

离奇的咳嗽

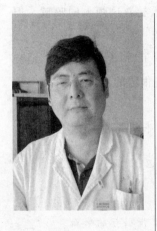

王 真

浙江省中医院呼吸内科主任、主任中医师，浙江省医学会呼吸系病分会委员。擅长于慢性阻塞性肺疾病、难治性咳嗽的中西医结合治疗，肺癌的诊断与治疗，熟练掌握气管镜下的各项检查与治疗以及内科胸腔镜检查技术。

身体征兆

张大妈的咳嗽有点离奇，一咳竟咳了17年。她去过很多医院，药也吃了不少，但还是一直不停地咳嗽，这到底是怎么回事呢？

分析建议

咳嗽是呼吸系统疾病的常见症状，但当咳嗽反复发作、迁延不愈的时候就应该做全面的检查，包括肺功能检查、肺部CT检查、鼻窦影像学检查、支气管镜检查等。不能掉以轻心，以防酿成大祸。

采访实例

据张大妈回忆，17年前不知道从什么时候开始，她患上了一种怪毛病——一年四季不停地咳嗽。

记者：您咳嗽多久了？

张大妈：大概有17年了，去了很多医院，药也吃了不少，但还是经常不停地咳嗽，很痛苦。

张大妈说，刚开始时还以为是感冒了，也没把它当回事。后来因为经常不停地咳嗽，多次上医院检查，医生都诊断为支气管炎，药也吃了不少，

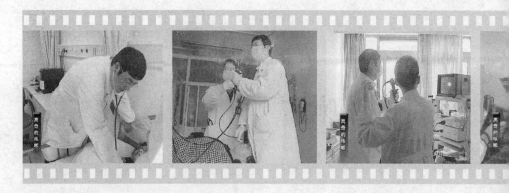

但还是老样子。

一晃 10 多年很快过去了，张大妈只能无奈地承受着这烦人的咳嗽。但是不久前，她的病又有了新的发展。

一天晚上，张大妈感觉有些疲劳就早早地睡下了，可是睡到半夜，她突然感觉胸口有点难受，狂咳不止，咳出来的痰竟带有很浓的血腥味。

记者：咳出来的是什么？

张大妈：我一看，咳出来的痰上都是血，我一下子就慌了……

突然出现了咯血，张大妈被吓得不知如何是好，等她缓过神来，赶紧起床上医院急诊。

记者：医生当时怎么说？

张大妈：当时急诊医生跟我说，可能是支气管扩张引起的咯血。

这就奇怪了，以前一直以为是支气管炎，怎么一会儿变成支气管扩张了？拖了 10 多年的病难道越来越重了？

记者：王医师，当时患者的情况怎么样？

主任中医师王真：患者是由于咯血过来的，以前有持续的咳嗽，一直当支气管炎在治疗，但治疗效果一直不是很好，我们觉得有必要仔细查一下，到底是什么原因引起的。

经过一系列检查，一时还是没有新的发现。但让医生疑惑的是，为何经过这么长时间的治疗，她还是在不停地咳嗽，而且又出现了咯血了呢？经过深入检查和反复考虑，医生有了新的想法。

记者：经过检查有什么新的发现吗？

主任中医师王真：经过检查，发现患者右肺的中下叶有些炎症，考虑是肺炎，给予抗感染治疗后，症状似乎有点好转，但是在复查 CT 的时候，病变的改善并不是很明显。后来我就建议患者做一个气管镜检查，结果看到右下肺上有块东西，上面有痰和坏死物附着，周围有水肿。

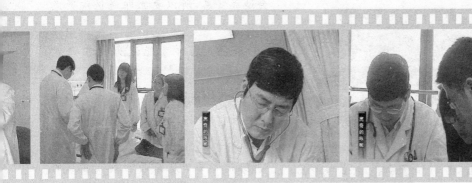

　　张大妈离奇的咳嗽终于有了新的发现,就是她的右下肺存在着异物。那么,究竟是什么异物? 它又是怎么掉进去的呢?

　　医生说,张大妈10多年咳嗽不止的原因,正是这个异物在作怪。这是个什么异物呢? 只有等取出来后才能知道。但是要从张大妈的肺部取出异物,还不是件容易的事。

　　记者: 究竟是什么异物呢?

　　主任中医师王真: 因为年份久远,这个异物和周围的肺组织已经粘连在一起了,因此不太容易发现。又因为异物周围长期存在炎症,出现了组织增生,把它包起来了,取的时候可能比较困难,还容易出血。最后我们终于把它钳出来了,没想到竟是一块鸡骨头。

　　记者: 鸡骨头是怎么掉进肺里面去的呢?

　　张大妈: 在17年前,好像有这么一个情况,在吃鸡的时候,鸡骨头掉进喉咙卡牢了,我当时咳了很长时间,眼泪都咳出来了,以后就把这件事忘记了。

　　张大妈说,她想不到自己这么多年的咳嗽竟然和当年吃鸡有关。医生说,要是她早点把这个情况告诉医生,她的病也许不会耽误到现在。好在现在鸡骨头已经取出来了,以后再也不用担心咳嗽的事情了。

　　医生说,张大妈还是幸运的,尽管异物在肺部存留17年,但是并没有引起其他并发症。一旦引起并发症,后果不堪设想。所以吃饭时遇到有鸡骨头、鱼等骨头等卡牢喉咙的情况,千万不要存有侥幸心理,要马上去医院处理。

　　记者: 遇到有东西卡住喉咙,应该怎么办?

　　主任中医师王真: 一般的鱼刺或小软骨,及时到医院去就诊就可以了,并没有什么特殊的要求。如果是大的东西,比如小孩子把硬币、蚕豆等呛到气管里了,年纪大的人假牙掉到气管里了,这些东西一旦堵塞气道,马上就

王真

离奇的咳嗽

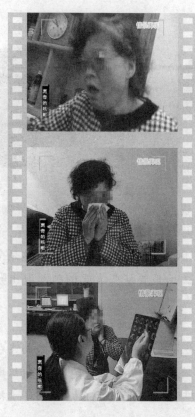

会造成窒息，所以要立即送医院紧急处理。

记者：怎样才能避免吃东西被呛到？

主任中医师王真：一是吃东西一定要细嚼慢咽；二是吃东西要专心，不能一心二用，尤其是在边吃边说笑的时候，很容易出现东西呛到气管里的情况。

记者：张大妈今后应该注意哪些问题？

主任中医师王真：要重视自己的症状，不要不把咳嗽当回事。在门诊的时候我们经常会遇到，有的患者咯血了（当然不一定是异物引起的，肿瘤、结核都会引起咯血），如果你再追问他的病史，他说我咳嗽已经半年多了，但是没引起重视，直到咯血了才来，这时疾病往往已经是比较严重了。

医生说，凡是咳嗽都是有原因的，一旦出现长时间原因不明的咳嗽，一定要积极配合医生，分析各种可能的原因。

专家提醒

如果有长时间不明原因的慢性咳嗽，一定要查找一下原因。作为患者也要努力回忆一下，我这咳嗽到底是怎么起来的，有没有诱发因素，把这些提供给医生，对自己的疾病诊断是有好处的。

健康小贴士

对于呼吸系统疾病患者，晨练时要注意以下几点：① 避免在雾天外出锻炼；② 当气温低于5℃时不要去户外锻炼；③ 冬天尽量在日出后进行晨练；④ 锻炼不要过度，以不需用张口呼吸为度。

乳房上的危险信号

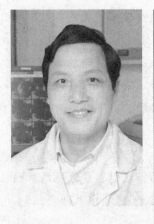

杨红健

　　浙江省肿瘤医院乳腺外科主任、主任医师、教授、硕士生导师，浙江省抗癌协会乳腺癌专业委员会副主任委员、浙江省医学会肿瘤外科学分会委员。擅长于乳腺癌的基础和临床研究，乳腺癌的早期诊断、外科治疗及综合治疗，乳房重建术，乳腺癌的预防。

身体征兆

　　已过了50岁的张大姐，突然发现自己的乳房上有一个指甲大小的硬块。尽管肿块不痛不痒，但在朋友的劝说下，她还是上医院去检查了。检查后才发现，这乳房上不起眼的小肿块就是乳腺癌，这让张大姐吓了一跳。

分析建议

　　在我国，50岁上下是乳腺癌的高发年龄，该年龄段的女性对于乳房上新出现的肿块，特别是不痛不痒的肿块，一定要引起高度警惕。假如还没绝经，一般建议在月经干净后三四天根据具体情况到乳腺专科检查；假如已经绝经，可及时到乳腺专科检查。医生会在询问病史及体格检查的基础上，根据情况选择乳房X线摄片、乳腺B超等影像学手段进行辅助诊断，对疑诊乳腺癌的患者可通过穿刺活检病理检查明确诊断。当然，还要保持良好的心态，不能病急乱投医，慎行初始治疗。

采访实例

　　家里人发现，人到中年的张大姐经常会对着

镜子,抚摸自己的乳房,一问才知道是有原因的。

记者:张大姐,你为什么要这么做?

张大姐:2004年5月份的一天,我在洗澡时突然发现乳房上有一个指甲大小的硬块,摸上去不痛也不痒的。我的身体一直都挺好的,所以对这个硬块也没太在意。后来我和朋友聊天时说起这件事,朋友们都建议我去检查一下,听她们这么说,我当时心里有点害怕了,真要是乳腺癌的话就完了,这么一想,中饭都吃不下去了。

一想到自己有可能得了乳腺癌,就想到马上要切除乳房,于是张大姐越想越紧张,赶紧上医院检查。医生的诊断证实了张大姐的担心,这不起眼的乳房肿块还真是癌肿。

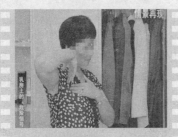

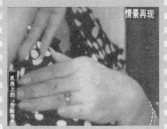

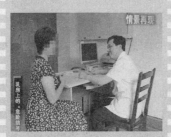

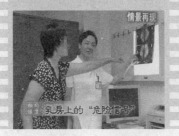

乳房上的"危险信号"

乳腺癌是女性最常见的恶性肿瘤之一,好发于40~60岁绝经期前后的妇女。近年来我国乳腺癌的发病率呈持续上升趋势,在杭州市,其发病率已居女性恶性肿瘤的首位。

记者:杨主任,患者当时的情况怎么样?

主任医师杨红健:当时她的肿块直径有2.5厘米,经过穿刺活检,证实是乳腺癌。

张大姐被确诊为乳腺癌后,除了害怕之外,还有一个问题一直在她头脑里翻腾。如果要切除乳房上的肿块,这乳房很有可能被一起切除,这可怎么办?

记者:张大姐,你担心什么?

张大姐:一个人身上总不能缺少什么东西,女人在形象方面也蛮要紧的,所以乳房能保住的话还是希望能保下来。

正当张大姐为切除乳房而为难的时候,医生却告诉她一个好消息。医生说,经过一系列的检查,张大姐的乳腺癌不仅有条件做手术,而且还可以保留乳房，手术后不会对她的外形造成明显影响。

主任医师杨红健：首先要对乳腺癌进行分期，这个患者是属于二期。一般来说，一期二期的患者是可以做保乳手术的。三期的患者通过术前化疗等措施降期后，也可能得到保乳的机会。一般人们可能会有想当然的思维方式，认为保留乳房后乳腺肿瘤就会切不干净，以后就容易复发、转移。对于这个问题，国际上已经做了很多大规模的随机临床研究，结果都表明，保留乳房和切除乳房相比，生存率是一样的。

杨主任说，对于可以手术的乳腺癌患者，只要其本人有保留乳房的意愿，绝大部分都是可以保留乳房的，只有在少数情况下才必须切除整个乳房，比如说原来乳房或者胸壁做过放射治疗，还有就是炎性乳腺癌，或者病灶是多发性的，位于两个象限以上，这些情况就不太适合做保乳手术。但是乳房保留手术还是要切除周围一定范围的组织。如果肿瘤的位置是在乳晕

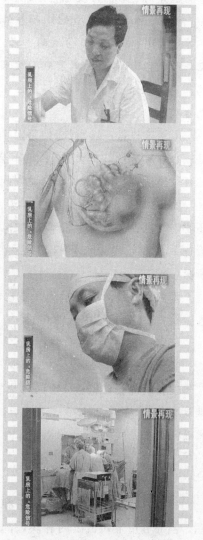

旁 2 厘米以内的话，可能会切除部分乳头乳晕，影响美容效果。

张大姐当时的肿瘤位于外上象限靠近右侧腋窝的这个地方，所以她完全符合保留乳房手术的各项条件。接下来需要考虑的问题就是，如何确保外形的美观。

得知这些，张大姐似乎可以松口气了，因为这个结果比她原来估计的要好多了。但随着手术的展开，新的问题又浮出了水面，她的心又被揪了起来。究竟遇到了什么新情况呢？

在完成一系列检查和手术前的一切准备后，2004 年的 5 月份，医生为她进行了乳房肿瘤切除保乳手术。

手术进行得非常成功，肿瘤被彻底切除了，而且对张大姐乳房部外形的

影响也降到了最低程度。但是,随着复查,张大姐的心又被揪了起来。

记者:张大姐,复查的情况怎么样?

张大姐:我是5月份做的手术,12月份来复查,当时B超做出来里面有几个很小的块,最大的只有0.6厘米。第二年4月份我又来复查了,肿块大起来了,有1.6厘米。后来杨主任在门诊给我检查了,他说是增生性结节,不是复发。

虽然这只是一场虚惊,但是医生说,乳腺癌患者手术后还真的不可以掉以轻心,因为不能完全保证一定不会复发,所以定期复查还是相当重要的。只有及早发现和治疗,才不会耽误病情。

医生说,乳腺癌主要的治疗包括手术、放疗、化疗,当这些治疗结束后,还要定期复查。一般主张术后2年之内每3个月检查一次,2~5年每半年检查一次,5年以上每年检查一次。张大姐前几天刚检查过,没有复发的情况。

张大姐的乳腺癌手术到现在已经有将近有六七年了,如今每一次去医院做检查时,她总是很有信心的。

记者:现在感觉怎么样?

张大姐:我现在的感觉和正常人一样,身体各方面都蛮好的。

主任医师杨红健:应该说她恢复得很好。我们对保留乳房的患者都要做放射治疗,在放射治疗结束以后,我们还要对美容效果进行评价,她的美容效果评价是良好。

专家提醒

很多乳腺疾病都会出现乳房肿块,但并不是所有的乳房肿块都是乳腺癌。但对乳房上新长出的肿块,都要引起重视。女性朋友平时可以做一些乳房的自我检查,以期及早发现病情,及早进行治疗。35岁以上的女性在每个月月经来潮的第十天左右做一下自我检查,如果发现有什么异常情况,要及时到医院去做检查。

命悬一线的"肠胃病"

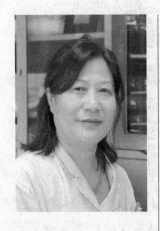

黄先玫

    杭州第一人民医院儿科主任、主任医师,浙江省医学会儿科学分会常务委员。擅长于小儿心血管疾病的诊断和治疗。

身体征兆

    11岁的男孩刚刚突发"肠胃病",腹痛、呕吐不止,没想到孩子被送到医院后,医生很快开出了病危通知单。为了挽救刚刚的生命,参与抢救的除了医生、护士外,连电力部门的工作人员也动员了。刚刚究竟得了什么病?

分析建议

    当患儿出现腹痛、呕吐等临床表现时,家长必须引起重视,不能简单地考虑是"肠胃病"而自行服药,应及时到医院就诊。因为除了胃肠炎可引起腹痛、呕吐外,还有许多疾病也可以有类似的临床表现,如腹膜炎、胰腺炎、阑尾炎、胆囊炎、重症肺炎、暴发性心肌炎等。尤其需要引起重视的是暴发性心肌炎,有1/3的患儿起病之初表现为急性肠胃炎的症状,而且该病来势凶猛,进展极快,死亡率高,早期诊断和及时治疗对降低死亡率至关重要。

采访实例

    2009年6月13日晚上11点,一辆救护车呼啸着开进了杭州市第一人民医院。被送来的孩子叫刚刚,今年11岁,当时他腹痛得厉害,而且不停地呕吐。

就诊过程中医生发现患儿面色差、精神软，因此除了为患儿做腹部检查以外，还为他进行了仔细的全身体检。当进行心脏听诊时医生发现患儿心脏跳动节律不规则，心音强度不一，心率很慢，这立刻引起了他的高度重视。因为根据患儿的体征，已不是一般的胃肠病这么简单了。

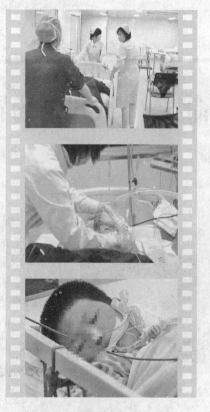

记者：患儿的情况怎么样？

主任医师黄先玫：患儿立即被送进抢救室并在床边检查心电图。心电图提示各导联电压都很低，而且呈现完全性房室传导阻滞、心肌广泛缺血性改变，心率每分钟只有 40～50 次左右。

健康儿童的心跳一般为每分钟80～100次，而刚刚的心跳次数却只有一半。心跳过慢，足以让他的各个脏器因为缺血缺氧而衰竭。

主任医师黄先玫：心电图上有一个严重的心肌缺血样改变，在医学上俗称"红旗飘飘"，就是整个导联的每个 ST 段都抬高，看上去就像一面面红旗。这是一个非常危险的信号，提示暴发性心肌炎的可能。

医生说，刚刚表现出来的腹痛和呕吐症状，其实是暴发性心肌炎引起的。

在确诊暴发性心肌炎后，医院迅速召集了重症监护室医生、儿科心血管医生、心内科医生，对孩子实施抢救。

主任医师黄先玫：我们马上将患儿送进重症监护室，用了一些心肌能量药物、抗氧自由基药物、强心药物、改善心功能的药物，还有大剂量的激素、静脉用丙种球蛋白等。到第二天早上，患儿腹痛和呕吐有所缓解，小便量也开始多起来了，整个情况趋于往好的方向发展。但是暴发性心肌炎的整个心脏水肿得很厉害，是很脆弱的，随时可能发生猝死。

但是在第二天晚上，孩子的病情再次发生恶化。

记者：患儿病情又出现了什么变化？

主任医师黄先玫：这时候他的心电图上出现了多源性室性早搏和阵发

性室性心动过速,这些现象属于恶性心律失常。血气分析也提示有严重的代谢性酸中毒。

这时,孩子的病情让医生十分为难,他的心律异常紊乱,不但有恶性室性心律失常,而且还有完全性房室传导阻滞。像这样的情况,如果使用抗心律失常药物,会加重房室传导阻滞;但是不用抗心律失常药物,孩子的心跳又随时都可能停止。这可怎么办?

孩子的抢救到了关键时刻,抢救的医生进行了紧急会诊,最终确立了两套抢救方案:一是给孩子装心脏临时起搏器,用机器起搏他的心跳;二是装一台人工膜肺(ECMO),用机器替代他的心脏,让他的心脏得到充分休息。

记者:当时用了哪套方案?

主任医师黄先玫:我们通过和家属的充分交流以后,家属愿意接受人工膜肺人工膜肺治疗。我们也告诉他们,人工膜肺用于治疗严重心力衰竭和呼吸衰竭,全世界报道它的成功率是50%左右。因为只有疾病到了最危急的时候才会用人工膜肺,所以成功率并不是特别高。

目前在省内,接受人工膜肺抢救的患儿只有8例,其中只有4例是成功救活的。目前这个机器全省只有浙江省儿童医院有,而在这之前,省内还没有人工膜肺用于重症心肌炎治疗的先例。针对刚刚的暴发性心肌炎,医生决定搏一搏。

于是市一医院从省儿童医院借来了机器,由市一医院的医生和省儿童医院的体外循环医生共同对刚刚开展救治。

刚刚装上了人工膜肺,病情出现了可喜的转变。

记者:人工膜肺装上后,情况怎么样?

主任医师黄先玫:人工膜肺装上去以后,各方面的状况,比如循环指数、心功能、心电图的情况等等,都开始往好的方向转变。

有了人工膜肺为刚刚保驾护航,他的危险性减轻了很多,但医生们仍然不敢松懈。因为对他的抢救还包括很多环节,任何一个环节出问题,哪怕身上的某根管子脱落了,对他来说都是致命的打击。

最让医生感到棘手的是停电,一旦停电,人工膜肺就会停转,哪怕只有一秒钟,孩子都会有生命危险。为了确保孩子的安全,医院紧急联系了电力部门。

记者:电力部门有什么回应?

主任医师黄先玫:我们在人工膜肺上机以后的第二天,就给杭州市电力局打了一份报告,说明了情况。电力局对此非常重视,听说这个事情以后,他们预案都做了好几个,第一个是保障不停电;第二个是在出现意外的情况

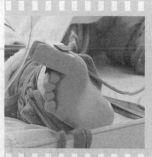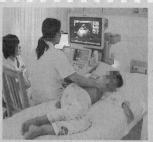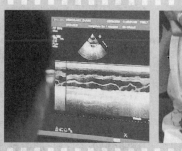

下,他们把电力车开过来供电。

　　除了些外部因素会对刚刚造成威胁外,他自身也存在着一些危险因素。因为他的全身都插满了管子,而且必须一动不动地躺着,如果他发生烦燥不安,就很可能会使他身上的管子脱落。

　　记者:患儿身上有哪些管子?

　　主任医师黄先玫:患儿左腿上有两个大的管子,是连接人工膜肺用的。手上也要插管子,用于监测他的血气。因为他不能吃东西或者吃得很少,必须通过肠外营养,即通过深静脉营养,所以颈部还有深静脉营养的管子。另外还有一根颈部的管子,是检测中心静脉压的。所以他身上到处插满了管子,他烦躁时要适当地给予一点镇静剂。

　　不仅仅是孩子,在这段时间,刚刚的家人也在痛苦中忍受着煎熬,他的爸爸妈妈每天都守在监护室的外面,一步也不敢离开,生怕孩子有什么意外。

　　记者:之后出现过危险情况吗?

　　主任医师黄先玫:在机器运转过程当中,孩子的生命体征一直在监护着,曾经有一次在没任何诱因的情况下,患儿突然出现了心脏停跳,我们立即给他应用了心跳复苏的药物。还有一次,患儿发生的严重的心律失常,应用药物后仍然不能转律,我们便应用了电除颤使心跳复律。

　　在刚刚的抢救过程中,曾两次出现心脏停止跳动,所幸每次都及时抢救了过来。

　　记者:那刚刚什么时候能撤机?

　　主任医师黄先玫:急性炎症过去了,心功能开始慢慢改善了,当他自己的心脏能够工作的时候,我们就可以撤机了。撤机后患儿可以离开重症监护室转到儿科普通病房。

　　记者:后来刚刚恢复得怎么样?

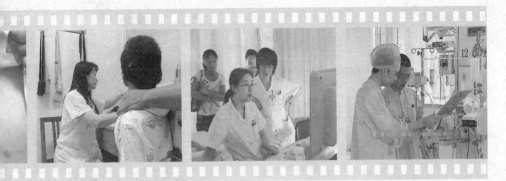

主任医师黄先玫：在后续的治疗过程中，药物逐渐撤退，孩子的心功能也逐渐恢复到正常，心脏的大小也逐渐恢复了，但是心电图还是有明显的缺血性改变，心室壁还是有点肥厚。

在确信刚刚已完全脱离生命危险，逐步康复后，刚刚父母一颗悬着的心才放了下来。但让刚刚的父母一直搞不明白的是，一向身体健康的孩子，为什么会突然遭遇这一凶险疾病呢？

记者：暴发性心肌炎是怎么引起的？

主任医师黄先玫：暴发性心肌炎是病毒引起的，它的发生与病毒的类型有关，也和机体的免疫状况有关。其发病机理就是病毒直接侵犯心脏，然后破坏心肌细胞，引起心脏水肿，甚至坏死。另外，病毒还会引起一个很强的免疫反应，过强的免疫反应会杀伤自身的正常细胞，这样就导致了暴发性心肌炎的发生。

目前，刚刚的身体已基本恢复正常，可以正常饮食了，要不了多久他就可以出院了。医生说，出院后，只要刚刚好好修养，应该不会留下什么后遗症。看到儿子顺利脱险，回想起当初儿子突然发病的情况，刚刚的妈妈真有点感到后怕。医生说，要是当初刚刚因"肠胃病"而晚些时候送医院，也许整个抢救就回天乏力了。

专家提醒

第一，不要忽视感冒等小病，如果孩子感冒了，要及时到医院就诊。第二，如果感冒后孩子精神不好，尤其是体温退下来后精神还是不好的话，一定要引起重视，及时到医院就诊。第三，如果孩子出现了不明原因的呕吐、腹痛，类似于胃肠炎的症状的话，要警惕心脏或者肺部疾病，要及时去医院就诊。

黄先玫

命悬一线的『肠胃病』

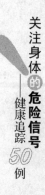

在无奈人工受孕的背后

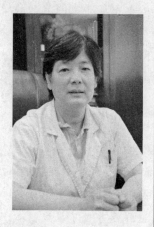

黄荷凤

浙江大学医学院附属妇产科医院院长、主任医师，浙江大学求是特聘教授、博士生导师，中华医学会生殖医学分会副主任委员，浙江省医学会理事、计划生育和生殖医学分会主任委员、妇产科分会副主任委员。擅长于不孕不育、生殖内分泌疾病和辅助生殖技术的临床诊断、治疗处理和科研。

身体征兆

吴女士是个血友病基因携带者，她第一次怀孕 21 周时检查发现，腹中的胎儿患有血友病，她只能无奈地做了引产。为此她很担心，要是再次怀孕，孩子会不会又患上血友病呢？

分析建议

血友病是一种 X 染色体连锁的隐性遗传性出血性疾病，通常是男性发病，女性遗传。血友病患者因体内缺乏正常的凝血因子，稍有创伤就会出现出血时间延长或自发性出血不止，靠自身的功能难以止血。吴女士的父亲是个血友病患者，所以吴女士是个血友病基因携带者。吴女士的丈夫为正常男性，他们所生的男孩 50% 的概率是正常的，50% 的概率是血友病患者；所生女孩 50% 的概率是正常的，50% 的概率是血友病基因携带者。血友病基因携带者在生育时应该寻求医学帮助，通过产前诊断或胚胎着床前基因诊断技术，防止血友病患儿的出生。

采访实例

为了生个健康的宝宝，大多数女性会从怀孕

之时起,定期到医院接受产前检查。但是吴女士还没怀孕就到浙江大学医学院附属妇产科医院接受检查,准备做人工受孕。

其实,吴女士和她的丈夫都没有生育方面的问题,两年前吴女士还怀过一次孕,但最终却没有生下孩子,如今想通过人工受孕要一个孩子。这是为什么呢?一切要从两年前说起。

2008年,25岁的吴女士与心爱的男友喜结连理,不久后,她就欣喜地发现自己怀孕了。

此后,吴女士会定期上医院做产检。前几次的检查结果都正常,但到了怀孕21周的时候,她接到了一个让她心碎的产检报告。

吴女士: 医生说,我肚子里的孩子有遗传性疾病,要是生下来,就是个血友病患者。当时知道这个结果后,我痛苦得心都要碎了。

主任医师黄荷凤: 如果一个女性是血友病基因携带者,她生下的子女中,儿子有一半的概率是患者,一半的概率是正常的;如果是女儿的话,一半的概率是基因携带者,另一半的概率是正常的。

吴女士知道自己是血友病基因携带者,在结婚前,她就将自己的这一情况告诉了丈夫。婚后怀孕时她一直在担心。为了解肚子里的胎儿是否健康,按医生的要求,她在怀孕四个月时便去做了检验。

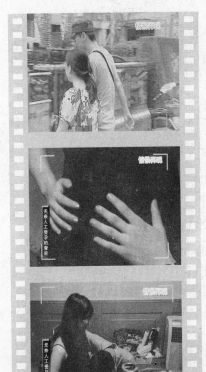

主任医师黄荷凤: 我们抽了她的羊水去化验。这个检查在怀孕16周就开始做了,但是等待结果的时间比较长。怀孕21周时诊断结果出来了,胎儿是个男性,而且是个血友病患者。

吴女士: 我拿到诊断结果的时候头一下子大了,我很痛苦,也担心我丈夫会受不了。

吴女士的丈夫一直想有个儿子,如今她腹中正好是个男胎,可惜这是个血友病患儿,吴女士为此痛苦而纠结起来。

吴女士: 医生说如果生下来,肯定是个血友病患者,终身都会很痛苦。我当时心里真的很矛盾,不知道该怎么办。

黄荷凤

在无奈人工受孕的背后

99

由于婚前就知道妻子是个血友病基因携带者，因此，面对这样的检查结果，丈夫已有思想准备，他还反过来安慰妻子。

吴女士：我丈夫说，不管结果怎样，我们一起来面对，首先听从医生的建议。

主任医师黄荷凤：我们中国的情况特殊，一对夫妻只能生一个孩子，为了保证生育的质量，病家和医家的观点非常一致，都是选择终止妊娠。

吴女士：当时虽然舍不得，但也没有办法。我们经过商量，最后还是决定做了引产手术。

引产后，吴女士开始纠结一个问题。今后能不能再怀孕了？要是怀孕了，是不是还得再次引产？有没有办法可以避免，或者绕开遗传病的影响，以确保再次怀孕的胎儿是健康的？专家说，这样的技术还真有。

主任医师黄荷凤：随着医学科学的进步，我们现在可以做主动的事情了。也就是说，在血友病基因携带者还没有怀孕的时候，就可以知道那个将要在子宫里面种下去的胚胎有没有血友病。这就是胚胎着床前基因诊断技术。

听到这样振奋的消息，吴女士喜出望外，她马上把这个消息告诉了丈夫，也很想尽快实现她生个健康宝宝的梦想。

引产后，经过一年多时间的休息和调整，不久前，按医生的要求，吴女士和丈夫打算再次怀孕。于是，在丈夫的陪同下，吴女士来到了浙江大学医学院附属妇产科医院接受新技术的检验。

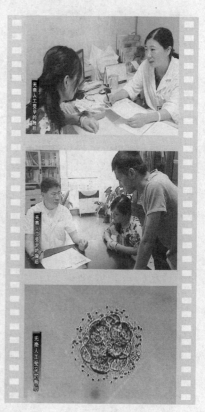

主任医师黄荷凤：你想生育了，医生会安排一个特定的时间进行药物处理。通过超促排卵的方法，获取比较多的卵母细胞。

医生会将获取的卵母细胞进行体外受精，并对受精后的胚胎进行一一诊断。倘若细胞有病，则将其排除；倘若正常，则将其放回子宫，使其着床后继续生长。

主任医师黄荷凤：这就是孕前诊

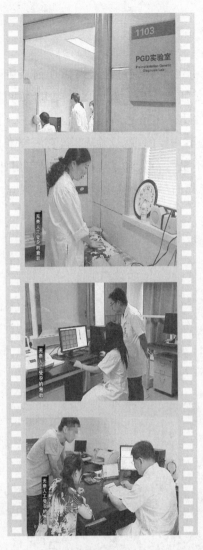

断,这样可以将正常的胚胎放进去,从而保证生出来的小孩是健康的。事实上,我们还可以将剩下的胚胎冻存起来,如果这次没有怀孕的话,还可以将冻存的胚胎解冻以后继续诊断,再放回子宫。

医生从吴女士体内一共获取了17个卵母细胞,其中受精了12个。

主任医师黄荷凤: 我们对受精的12个卵母细胞进行了诊断,结果有两个是正常的,有一个是基因携带者,其他的都是血友病(患者),所以都给剔除了。

将血友病以及携带基因的胚胎都排除后,医生将仅存的两个正常胚胎放入了吴女士的子宫内。两周后,吴女士来到医院做孕检,结果显示,她已经成功怀孕了。

主任医师黄荷凤: 一般14天以后就可以知道她有没有怀孕,一旦成功怀孕,这一家子的问题就解决了。她会生一个健康的宝宝,以后就不会再有这个方面的问题了。

专家说,经过孕前检查,可以确保吴女士怀上的孩子是健康的,不会再得血友病。

主任医师黄荷凤: 这种方法有什么好处呢? 就是出生的小孩完全没有了血友病的基因。从广义来说,就是这个家庭的血友病遗传基因被彻底根治了,以后再也不会有这个遗传了。

专家说,血友病为隐性遗传性疾病,大多数患者为家族遗传,也有少数为基因突变所致。除了隐性遗传性疾病外,临床上还有许多显性遗传病。

主任医师黄荷凤: 显性遗传的话,就是无论是男性还是女性,只要有那个基因存在的话,都有可能发病。它跟性染色体没有关系,是发生在常染色体上面的,男女都一样。

目前,无论是显性还是隐性遗传性疾病,只要积极进行孕前、产前诊断,

黄荷凤

在无奈人工受孕的背后

多可以阻断或避免患儿的出生。

专家提醒

如果自己知道有遗传病的家族史，一定要主动到医院来做产前或者孕前基因诊断。我们还要提醒大家，并不是怀孕了马上就可以找到基因的，而是要等一段时间才能看到结果。所以在没有怀孕之前就必须到医院来，把病变的基因找出来。因为每一个家庭是不一样的，就算血友病，它的突变位点也是有区别的，所以来的时候可能就不是一个人来了，父母亲、兄弟姐妹、叔叔伯伯，都要到我们这里来，这样便于我们尽快地找出突变基因。对这个疾病一定要坦诚，一定要有正确的认识。

不可忽视的体虚乏力

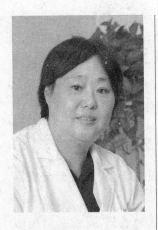

张 虹

　　浙江医院副院长、消化内科副主任医师，浙江省医学会理事、老年医学分会副主任委员兼秘书、消化内镜分会委员、肝病学分会委员。擅长于胃肠道疾病，如慢性胃炎、消化性溃疡及 IBS 等的诊治，尤其是胃早期肿瘤及癌前期病变的检查和治疗。

身体征兆

　　一直身体不错的老李曾浑身是劲，每天连续干十几个小时的活都不觉得累。但是渐渐地，他感到自己的身体状况出现了蹊跷的变化，有时连爬楼梯也觉得脚酸、气急。让老李奇怪的是，经过反复检查并没有发现异常情况。那么，他体虚乏力的原因又是什么呢？

分析建议

　　建议老李到医院就诊，因为血液和造血系统疾病、消化系统疾病、泌尿系统疾病等都会出现类似情况，医生会通过询问病史、体格检查或做一些简单的检查来筛选哪方面出现的问题，然后对阳性结果做有针对性地进一步检查，以明确原因。

采访实例

　　老李几年前承包了十几亩地，之后，他每天起早摸黑的，在地里一待就是十几个小时，一点都不觉得累。但近来他慢慢地觉得，做什么事都力不从心了。

　　记者：现在的身体和以前有什么不同？

　　老李：我以前身体很好的，开山、撑船，什么

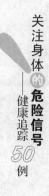

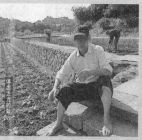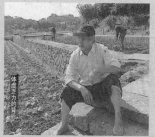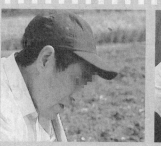

都能干,人家叫我帮忙,重的活都是我干的,可是现在越来越没力气了,有时干活还会气急。

出现这样的情况让老李觉得很纳闷,不过想想自己的年纪以近花甲之年,都快做爷爷的人了,体质肯定不能和早几年相比了。

记者:你家里人怎么想?

老李:我老婆说你少做点,不要干重活了,或者休息休息算了。

想着自己辛苦耕耘的十几亩地和家里的一些杂活,老李说什么也难以割舍。就这样,老李咬牙坚持了几个月,直到身体变得非常虚弱,他才感到自己坚持不住了。这时,老李发现,除了浑身感到很虚弱外,大便也变成了黑色。难道是胃出了问题?

因为老李一直爱喝酒,而且酒量不小,他很自然地想到,可能是酒喝多了,伤了胃。但老李仔细想想又不太可能,喝了几十年的酒,也没感到胃有什么不舒服,只是感到全身越来越没力气了。于是,家里人终于说服了他,把他送进了医院。

记者:医生怎么说?

老李:医生说是贫血,还说已经比较厉害了,搞不好要晕倒的。

听医生这样说,老李也觉得问题的严重性,但让他感到奇怪的是,接下来身体检查,除了大便隐血试验阳性外,其余都是正常的。这究竟是怎么回事呢?

记者:又做了哪些检查?

老李:什么胃镜、肠镜、CT、心电图,全部都检查过了,检查的结果都是正常的。只有大便隐血试验阳性,但是查不出原因。

记者:当地的医生怎么说?

老李:医生说,你这个病要到大医院去看,我们这里没有办法了。

于是,老李的家人赶紧把他送到杭州的大医院了。

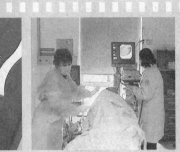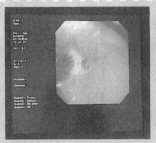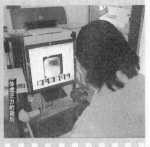

记者：老李刚来的时候情况怎么样？

副主任医师张虹：患者当时的主要症状是黑便，而贫血很明显，整个人脸色是苍白的，手也是苍白的。在当地医院做过好多检查，没发现问题，所以到我们这里来了。

老李住进了浙江医院后，医生给他安排了一系列的检查，检查结果和当地医院相似。

医生分析，老李肯定存在消化道出血，而病变部位很有可能在小肠。

记者：张医师，为什么老李的病变部位在小肠呢？

副主任医师张虹：小肠出血，我们叫小肠源性出血性疾病，虽然比大肠出血少见，但近年有增多的现象。年纪大的人有心脏病、冠心病、糖尿病等，有时会发生小血管栓塞的情况，如果栓塞发生在小肠黏膜也会出现黑便。

医生说，当务之急是要了解老李的小肠有没有问题，但是，小肠的检查却不容易。

记者：小肠的检查有哪些方法？

副主任医师张虹：小肠这一段，以前检查的手段包括钡餐造影和小肠镜。钡餐造影只能大致看看，敏感性不强；而小肠镜检查的时间比较长，检查难度较大，患者也很痛苦。不过，现在有了一种新的检查方式，就是胶囊内镜检查。

胶囊内镜的全称是智能胶囊消化道内镜系统，又称医用无线内镜。受检者通过口服内置摄像与信号传输装置的智能胶囊，通过消化道蠕动，使之在消化道内运动并拍摄图像，医生利用体外的图像记录仪和影像工作站了解受检者的整个消化道情况，从而对其病情做出诊断。胶囊内镜具有检查方便、无创伤、无导线、无痛苦、无交叉感染等优点。

记者：检查结果怎么样？

老李：早上9点钟吃（胶囊内镜）下去，到下午5点钟回到家里。第二天

张虹

不可忽视的体虚乏力

105

医院电话来了,医生说问题查出来了,肠子里有钩虫。这样我就放宽心了,钩虫嘛,吃点药打打掉就好了。

医生说,因为老李总在地里待着,天气炎热时经常会打赤脚,这就不难解释生钩虫病的原因了。但是老李不明白,这肠道里的钩虫和他的黑便有什么关系。

记者:张医师,钩虫病会出现哪些症状呢?

副主任医师张虹:这个患者体内的钩虫很多,在胶囊内镜中见到,钩虫体内都有鲜血,说明钩虫吸的血比较多。同时钩虫又会分泌抗凝血物质,使吸附点的创口不断流血,所以患者就会发生盆血、黑便。

经过治疗,现在老李的脸色、精神状态都正常了,乏力的感觉也没有了。不过,医生说,老李今后还要改变一些生活习惯。

副主任医师张虹:一是不能随地大小便,二是不能赤脚在地上走,三是要注意饮食卫生。不光是钩虫,其他的寄生虫也是从口腔里进去的,蔬菜、水果没洗干净或者被虫卵污染了,吃下去以后就会发生肠道寄生虫病的。

专家提醒

遇到黑便或者胃部不适时,还是应及时去医院接受相关检查,有时候要想到消化道肿瘤的可能。所以我们建议年纪大的人,包括一些胃炎或者胃病患者,如果发现黑便,可首先考虑检查大便隐血,如发现隐血阳性则需进一步行胃镜或胶囊内镜检查。

在大便异常的背后

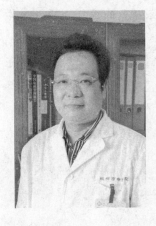

刘 剑

杭州市中医院副院长、肿瘤科主任医师,浙江省医学会肿瘤外科学分会常务委员。擅长于胃肠道、乳腺、甲状腺、肝、胆、胰腺等肿瘤的外科手术与综合治疗,尤其是腹腔镜下的胃肠癌手术和颈部无疤痕甲状腺手术。

身体征兆

50 多岁的钱先生,不久前发现自己总想解大便,每天最多要往厕所跑七八次,但往往又解不干净。这到底是什么疾病在作怪呢?

分析建议

结直肠肿瘤的临床症状多表现为大便性状和习惯的改变,如便血、腹泻、大便变形等;也可表现为腹痛腹胀,但这些症状与肠炎的症状相似,不容易引起患者的重视。我们认为,较长时间(1 个月以上)出现以上症状者,需到医院进行相关的检查,以早期发现与治疗结直肠肿瘤。

采访实例

年过 50 的钱先生,从半年前开始,每天总想拉大便,但想拉又拉不干净。

记者: 当时大便有什么异常?

钱先生: 感觉很想拉,但总是拉不完,每天最多要上七八次厕所。

钱先生说,那段时间,他经常感到想拉大便,但每次总觉得没有拉完,只能无奈地一遍又一遍地跑厕所。

经常频繁地上厕所,钱先生开始还以为是消化不良或者肠炎引起的,但他仔细观察了自己的大便,并不是稀稀拉拉或像水一样的,于是他想,是不是患上了便秘?

据钱先生回忆,以前他的体形较胖,而且有便秘,为此,有一段时间,他很热衷于减肥。

记者: 什么时候开始减肥的?

钱先生: 应该是两年前。我以前经常进行环湖走的,每个双休日早晨总是去环湖走一圈,一般要花两个多小时。

钱先生说,经过一段时间的暴走,效果很明显,不仅体重下降了,便秘也得到了改善。回想起以前的便秘经历,联系到目前的大便异常,钱先生很自然地想到,可能是便秘的老毛病又犯了。但不久,他大便又出现了新的状况。

记者: 什么新情况?

钱先生: 便血,每天总会有一两次的大便中带血。

细心的钱先生发现,有几次上厕所,草纸上会沾有暗红色的血迹。于是,他再次猜测,会不会是自己的痔疮发作了?

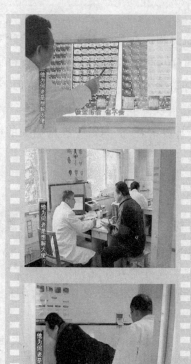

记者: 出了很多血吗?

钱先生: 还好,血不是很多,我以为是痔疮。

虽然解大便异常,还有便血,但身体的其他情况正常,钱先生想想不可能是什么严重的疾病,于是一直没上医院检查。

就在钱先生认为一切正常时,他的朋友们发现了他身上的又一个变化。

记者: 您的朋友发现了什么?

钱先生: 他们说我最近这段时间好像一下子瘦下去了,一下子瘦下去总不是什么好事情。

突然的消瘦,原因何在?这时,结合自己大便异常的情况,钱先生越想越担心,决定上医院去看看。到医院一检查,医生对他说的话让他大吃一惊。

记者：医生看了以后怎么说？

钱先生：医生对我进行了直肠指检，他往我的肛门里一摸，就在我的直肠下端发现了一个较大的肿块。

记者：他一摸就知道？

钱先生：对，因为这个肿块的位置生得很低。他说我给你开好住院单，你直接住院，准备进一步检查和手术治疗。

记者：刘医师，这位患者究竟得了什么病？

主任医师刘剑：经过直肠指检，我发现距肛门 4 厘米左右有一个肿块。后来通过肠镜取活组织做病理活检，诊断是直肠腺癌。

记者：患者的肿瘤有多大？

主任医师刘剑：肿块的体积还是

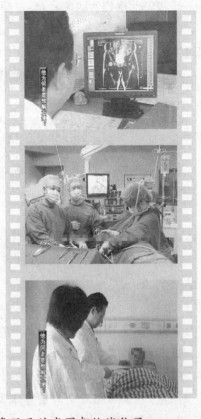

比较大的，有鸡蛋大小，菜花状的，差不多肠子的半圈都给堵住了。

直肠癌是常见的恶性肿瘤，其早期症状不明显，发展到一定程度后会出现排便次数增多，有排便不尽的感觉，大便常常带有黏液和脓血。随着肿块的增大，肠腔逐渐狭窄，致使粪便变细，排便困难。肠腔完全阻塞后，则出现便秘、腹胀、腹痛等肠梗阻症状。

直肠里突然查出肿瘤，这让钱先生在感到害怕的同时也感到奇怪，既然肿块这么大了，肯定是有一段时间了，但是单位里每年一次的体检为什么就一直没有发现呢？原来，钱先生每次体检时都不去肛肠科。

记者：刘医师，大便不正常与肿瘤有关吗？

主任医师刘剑：患者的症状与肿瘤的部位有关，右半结肠癌多表现腹痛、腹泻；而直肠癌多表现为大便性状和次数的改变，如大便变细、便血、大便次数多及里急后重等，严重者可表现为肠梗阻的症状，即腹痛腹胀。

记者：如果不及时治疗，会有什么后果？

主任医师刘剑：直肠癌发展下去会造成肠梗阻、肠出血；也可以侵犯到膀胱及其周围组织，或转移到腹腔内，造成大量腹水；还有向全身转移，如转移到肝脏、肺部，产生相应的症状。

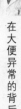

刘 剑

在大便异常的背后

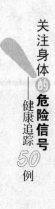

让钱先生感到欣慰的是,经过检查发现,他的直肠癌肿虽然已经比较大了,但还没有转移。不过,由于癌肿的位置太低,从根治考虑,在切除肿瘤的同时不能保留肛门。

2010年10月26日,医生为钱先生实施了腹腔镜联合经会阴直肠癌根治术。

记者:钱先生,你后来康复得如何?

钱先生:手术两天以后就可以下床了,也可以恢复正常饮食了。经历了这一番与病魔的抗争,我深有感触。

记者:现在感触最深的是什么?

钱先生:应该提醒大家,如果有条件体检的话,肛门检查这一项是不能忽略的。

医生说,直肠癌的病因与饮食习惯及遗传有关,肉类、蛋白质、脂肪的摄入量增多,患癌症的几率会大大增加。专家分析说,钱先生之所以会患直肠癌,可能与他的饮食习惯有一定的关系。

记者:你平时喜欢吃哪些东西?

钱先生:我喜欢吃荤菜,就是红烧肉啊什么的。一般的瘦肉我不太爱吃的,肥肉吃起来香,而且不会嵌牙齿。

记者:饮食习惯对直肠癌有什么影响?

主任医师刘剑:现在人的活动比较少,吃的东西越来越精细,比方说肉类吃得多,活动比较少,高纤维的东西吃得比较少,高脂肪的东西吃得比较多,这些习惯都容易导致直肠癌。

专家提醒

由于直肠癌早期,患者的症状不明显,所以常常容易误诊和耽误治疗。遇到类似钱先生的持续里急后重、腹泻和便血等症状,一定要引起足够的重视。中晚期直肠癌,特别是晚期患者表现得更加明显,可以导致肠梗阻,甚至造成恶病质。

胃癌为什么缠上了他

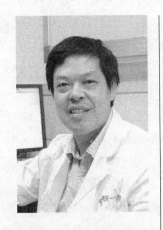

滕理送

浙江大学医学院附属第一医院肿瘤中心主任兼肿瘤外科主任、主任医师、教授、博士生导师,浙江省医学会理事、肿瘤学分会副主任委员、肿瘤外科学分会常务委员。擅长于胃肠道肿瘤、乳腺肿瘤、甲状腺肿瘤及软组织肿瘤的诊治。

身体征兆

某公司的老板陈先生,过去遇到胃痛都是自己吃药解决的,不久前,以前常吃的胃药失灵了,到医院一检查,竟然患上了胃癌。医生分析,陈先生之所以患上胃癌,与他的饮食习惯有很大的关系。

分析建议

心窝部隐痛(胃痛)是胃病常见的症状,不良饮食习惯或不洁饮食后偶发的胃痛,通常是胃炎或消化性溃疡引起的,药物治疗效果好;但经常发作的胃痛,特别是经药物治疗后仍未好转,伴食欲减退、消化不良及消瘦等症状时,要引起高度重视,应及时去医院消化内科就诊。

采访实例

2009年4月份以来,某广告公司老板陈先生经常感到胃部隐隐作痛。

记者:陈先生,你当时的症状是怎样的?

陈先生:就是肚子饿的时候经常觉得心窝部有点隐痛;有时候吃得太饱了,这里也有点隐隐作痛。

陈先生所说的心窝部痛其实就是胃痛，他猜想自己可能患上了胃病，再想想胃病也不是什么大毛病，于是自己去买点胃药吃吃，从此，陈先生便离不开胃药了。

记者：用了哪些药？效果好吗？

陈先生：以前基本上都用胃必治跟多潘立酮（吗丁啉），吃下去过一会儿马上就不痛了。但是每一种胃药，开始服用时都有效，过段时间就慢慢失效了，那我只能换药。有一次，听别人说金奥康好，我就去买来吃，一吃下去胃痛果然好了，但过一段时间效果又没有以前那么好了。

陈先生似乎把胃药当成了止痛药，只要症状发作，便马上服药；症状缓解后，他便不再服药，这样的状况持续了半年多。接着，陈先生发现大部分胃药都没效果了。这时，陈先生只能无奈地走进医院，并接受了相关检查。

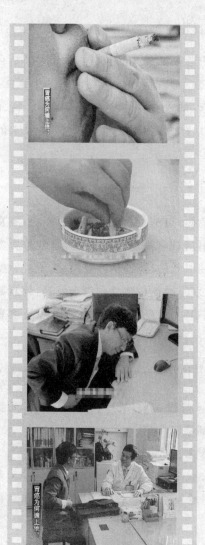

记者：检查结果怎么样？

陈先生：医生让我去做胃镜，结果胃镜做出来，胃里有个很大的溃疡，经切片检查，查出来有癌细胞。

胃癌是指发生在胃上皮组织的恶性肿瘤，70%以上的患者在早期毫无症状，到了中晚期才出现上腹部疼痛、消化道出血、胃穿孔、幽门梗阻、消瘦、乏力、代谢障碍以及癌肿扩散转移引起的相应症状。

记者：滕医师，患者为什么会出现药物的疗效越来越差的现象？

主任医师滕理送：因为受肿瘤的影响，胃黏膜下的神经组织会暴露在胃酸和另外消化液里面，因此患者往往在开始的时候对药物有反应，药物用下去以后疼痛就会止住，但是到后来，肿瘤增大了，药物的效果就显示不出来了。

记者：滕医师，胃癌的发病因素有哪些？

主任医师滕理送：胃癌的发病与

生活习惯、环境、遗传因素等密切相关
有些人非常爱吃腌制食品，而腌制食
品中含有很多硝酸盐；还有一些霉变
食品中含有黄曲霉素，这些都是致癌
物质。同时胃癌跟遗传也有关系，有
家庭点状聚集的现象。另外，现在有
一个造成胃溃疡、胃炎多发的细菌，叫
做幽门螺杆菌，它也可能是一个致癌
因素。还有像慢性胃溃疡、胃息肉，都
容易造成恶变。

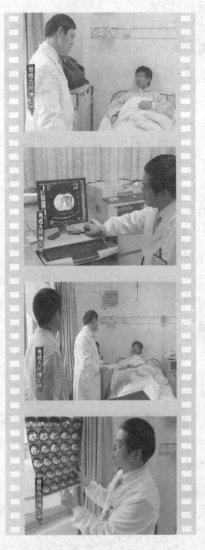

医生分析，陈先生之所以患上胃
部癌，可能和他的不良饮食习惯有很
大的关系。

陈先生：由于开广告公司，所以
应酬比较多。有时候晚上应酬要吃很
多，啤酒喝得肚子都胀了，有时候还要
吃夜宵。再加上我早饭基本上不吃，
有时候起来晚了，马上就去上班了，就
要到中午才吃饭。就这样，有时候饿，
有时候胀。

都说一日三餐是健康的饮食规
律，而这样的规律，陈先生却从未遵
循过。

主任医师滕理送：饮食不规律就
是暴饮暴食或饥饿，因为人体的胃肠道里面有一些特定的环境，它在某一时
间段会分泌很多胃酸。如果在这个特定时间段没有食物，就会对胃黏膜造
成很大的损伤。还有一些外界环境，包括一些遗传背景等等，也会促使肿瘤
的发生。

除此之外，腌制品和油炸食品是陈先生的最爱。他还有个嗜好——吸
烟。由于工作关系，近几年来，陈先生的烟越抽越多。

陈先生：我很喜欢吃腌的东西，特别是咸鱼，还有油炸的东西。烟也很
喜欢抽的，早上一醒过来就要抽烟，每天要抽一包多。

陈先生在被确诊患上胃癌后，医生说，当务之急是要查一查癌肿有没有
扩散，如果他的肿瘤还在局部，手术的治愈率很高；如果胃癌已发生了远处

滕理送

胃癌为什么缠上了他

113

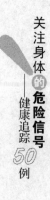
转移,他将失去手术的机会。

主任医师滕理送:我们给他做了一个正规系统的评估,认为他的肿瘤还是局部的,尽管瘤体已经比较大了,但没有远处转移的迹象。用现在的外科技术,是完全可以把它切干净的。

手术很顺利,陈先生的胃肿瘤被顺利切除了。这时候,陈先生有了新的担心:他的大部分胃被切除了,以后会不会影响生活质量?

主任医师滕理送:我们的机体是一个非常完整的系统,很多患者做了手术以后,尽管部分或全部胃切掉了,但经过一段时间,饮食还是会基本上恢复到手术之前的状况的。因为机体可以通过适应、代偿,来改变体内的一些的环境。

为了巩固手术效果,手术后,陈先生又接受了化疗,以清除机体内可能存在的微小肿瘤病灶。

经过六个疗程的化疗,陈先生的病情得到了有效的控制。通过这次与胃癌抗争的经历,如今,陈先生除了按医生的要求积极治疗外,非常注意自己的饮食了。

陈先生:现在我早上起来就出去散步,如果体力再恢复一点,慢跑也可以。我现在早上基本上吃鸡蛋,喝红枣水,还有粥,反正我现在特别讲究营养了。

主任医师滕理送:他对疾病的认识还是比较充分的,同时他有一种非常强的治疗愿望,他的心态和精神状况也非常好。另外,他的胃切除以后,胃肠功能的恢复也非常好。

医生说,胃癌患者早期一般都会出现食欲下降、上腹饱胀感、胃痛或消化不良等症状,到了进展期,则症状更加明显,甚至会引起幽门梗阻。

专家提醒

预防胃癌最重要的是保持有规律的生活习惯和科学的饮食习惯。平时要养成健康的生活习惯,包括定时、规律地进食,多进食新鲜的蔬菜水果和鱼虾肉蛋及牛奶等高品质食品,戒烟戒酒。

在"肠梗阻"的背后

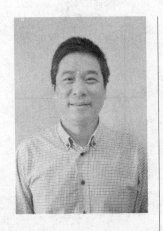

于吉人

　　浙江大学医学院附属第一医院胃肠外科主任、主任医师,浙江省医学会理事、外科学分会副主任委员兼秘书、肠外肠内营养学分会副主任委员。在胃肠外科领域有较深的造诣(尤其在胃癌、结直肠癌、小肠肿瘤手术和化疗方面有丰富的经验)。

身体征兆

　　70多岁的胡老太不久前出现了腹胀、呕吐和便秘等症状,医生说她是肠梗阻,经过反复治疗效果不佳。胡老太究竟患上了什么疾病?

分析建议

　　腹胀及便秘都是胃肠道疾病的常见症状,偶尔出现上述症状,经治疗后能够消失且不再发作,往往见于胃肠道的良性、功能性疾病。若腹胀伴有恶心及呕吐,常为消化道梗阻性疾病;如果上述症状治疗后不能缓解,多为恶性肿瘤导致的梗阻,此时多伴有肛门停止排气排便。患者应该尽早去医院就诊,在医生的建议进行必要的检查。

采访实例

　　70多岁的胡老太长期消化不良,有时也会呕吐、腹泻,不久前出现肚子胀、呕吐和便秘的症状,会不会是什么肠胃病呢?

　　记者:胡老太,您当时有什么症状?

　　胡老太:吃下去后肚子就饱胀起来了,隔一两天吐了以后,饱胀感觉缓解了,人也舒服一些,这样子持续了大概一个月,吃了药效果也不好。

后来愈发严重起来了，连水喝下去也要吐了。

根据当地医院的诊断，胡老太患了肠梗阻，于是家里人就怀疑，胡老太会不会是旧病复发了呢？

6年前，胡老太因为经常感觉腹部疼痛难忍，最后连行走都很困难了，去医院检查发现子宫脱垂了，后来到上海的医院把子宫切除了。但在子宫切除手术中，医生意外地发现，胡老太还患有另外一个凶险疾病。

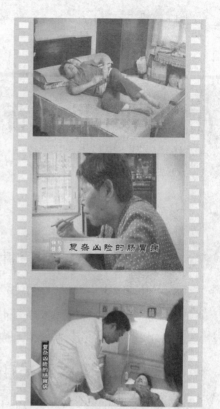

记者：还有什么疾病？

胡老太丈夫：做手术的时候医生发现她肠子上有个肿瘤，由于当时没有做术前肠道准备，无法切除肿瘤，医生通知我们要再次手术切除肠子上的肿瘤。

经过肠镜获取小片肿瘤组织行切片检查，胡老太肠子里的肿瘤是恶性的，也就是肠癌，于是在做完子宫切除术后不久，胡老太又接受了肠癌手术。

胡老太的肠癌手术是分两次进行的，先是切除肿瘤，并在腹壁做了个肠造瘘；4个月以后，再回到了上海把造瘘的肠子接回去。

胡老太：术后两年左右，肚子逐渐大起来，并在外面鼓出来一个大包。饭吃下去以后感觉肚子很胀，开始的时候过一两个小时就好了，到后来腹胀的时间越来越长。

当时，胡老太每次吃完饭都会感觉腹胀难忍，于是只能不停地按摩腹部来帮助消化。

到了2009年12月份，胡老太病情似乎越来越重了，饭吃下去马上就吐，肚子不但胀，而且有点痛。这会不会是她以前的老毛病复发了呢？

主任医师于吉人：当地医院诊断为切口疝、粘连性肠梗阻，治疗了一两个月没什么效果。患者的病情不断加重，到最后吃任何东西都会呕吐，最终连水也会吐出来。

看到胡老太身体每况愈下，家里人赶紧陪她来杭州求医。

记者：患者送来时情况怎么样？

主任医师于吉人：到我们医院的时候，患者的初步诊断也是切口疝、不全性肠梗阻。当初这个患者在上海做了两次手术，两次手术给她造成了两个疝：肠造瘘口旁疝和腹部切口疝。所谓的疝，就是身体内的器官或组织从它的正常位置移位到了异常的位置。切口疝的内容物主要是肠子，经由手术腹壁创伤造成的薄弱点（主要是断裂的肌肉）向体表突出来。肠子离开腹腔跑到腹壁的皮肤下面来，所以患者会感到不舒服。

记者：这就是患者术后两三年持续出现腹胀的原因吗？

主任医师于吉人：是的，当时的腹胀主要是由于切口疝引起的。因为有一部分小肠在腹腔外面，并且有肠粘连，所以吃下去的东西通过粘连的肠道会暂时堵住，肚子就胀起来了，两三个小时以后东西渐渐回到下面的肠道，于是腹胀又慢慢好起来了。恶心呕吐也是消化道梗阻会出现的症状，通过详细询问，发现患者吐出来的东西是酸的，说明是胃的出口堵住了，医学上称为幽门梗阻；如果呕吐的东西有苦味，就说明混有胆汁，往往是肠梗阻的表现。

为了查明病因，胡老太接受了CT等检查。

主任医师于吉人：CT发现患者主要是胃壁增厚，胃扩张明显，但肠管无明显扩张，肠梗阻不明显。根据她的临床表现、影像学检查，我们排除了肠梗阻的诊断，而诊断为幽门梗阻。最后通过胃镜下的活检证实，是胃癌导致的幽门梗阻。

胃癌是我国常见的恶性肿瘤之一。胃癌晚期患者多以上腹部持续性疼痛，且药物不易缓解为主要特征，重者可有腹胀、食欲不振、恶心呕吐、吞咽困难等症状，且多呈进行性加重。

胡老太的疾病终于得到了确诊，她不仅患有腹壁切口疝，还患有晚期胃癌。医生说，由于胡老太的病情比

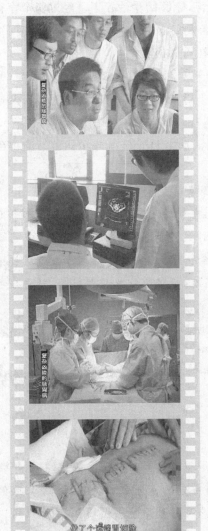

做了个远端胃切除

于吉人

在「肠梗阻」的背后

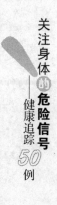

较复杂,使她的胃癌症状容易与其他疾病相混淆,也非常容易误诊。

主任医师于吉人: 由于腹部动过两次手术,而且老奶奶也比较肥胖,腹壁脂肪厚、肌肉少,切口愈合起来就会很困难。手术后的剧烈咳嗽很容易导致切口裂开,形成切口疝。胡老太手术后出现了肠粘连、切口疝,所以把她的腹胀症状都误当成不全性肠梗阻来处理。实际上去年她就患上了胃癌,后来胃癌把幽门也堵住了,所以她连水都喝不下了。

由于胡老太存在长期营养不良,如果没有营养供给,肠黏膜将会萎缩,肠道内寄生的细菌容易离开肠道进入其他组织,引起严重的感染。同时,胡老太的胃部肿瘤与周围脏器边界不清,如果马上手术,存在肿瘤不能完全切除的风险。因此,医生决定先给胡老太的建立肠内营养通道,并暂缓手术。

一周后,胡老太的身体状况逐渐好转,能够接受治疗了。经过四个疗程的化疗后,2010年6月2日,医生为胡老太实施了胃癌切除术和切口疝回纳术。手术中发现,胡老太的胃癌已经存在局部扩散。

主任医师于吉人: 这个患者没有出现肝脏转移,也没有转移到腹膜,只是胃周围的淋巴结有转移,所以就做了个远端胃切除,同时对胃周围的淋巴结也进行了根治性清扫。

手术后没几天,胡老太就开始下地活动,消化、排泄等功能也渐渐得到了恢复。不久,胡老太就康复出院了。

记者: 于医师,胃癌的发生和哪些因素有关?

主任医师于吉人: 有许多人喜欢吃腌制的、熏的食品,这些东西都含有比较高的亚硝酸盐,而亚硝酸盐就是一种致癌物质,所以我们建议大家吃新鲜的、冰冻的食品。另外,胃癌跟幽门螺杆菌感染有关,因此有幽门螺杆菌感染的患者必须是疗程规范地治疗。还有,吸烟不但跟肺癌有关,跟胃癌也有关系。

医生说,早期胃癌患者大多症状不明显,随着病情的发展,可逐渐出现类同于胃炎或 胃溃疡 的症状,包括上腹部饱胀不适或隐痛、反酸、嗳气、恶心呕吐等。进展期胃癌也有类似消化性溃疡的疼痛,晚期胃癌的转移率比较高。

专家提醒

预防胃癌的关键是尽量少吃腌的、烟熏的食品,像咸菜、霉豆腐、霉千张等,平时吃冰冻的、新鲜的食品肯定是有好处的。凡是出现上腹部不舒服的症状如嗳气、饱胀、上腹部隐痛等,都应该及时到医院去做检查,这样就可以早期发现胃癌。

原来是憩室惹的祸

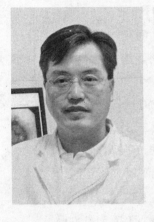

季　峰

浙江大学医学院附属第一医院消化内科副主任、主任医师、教授、博士生导师，浙江省医学会消化病学分会副主任委员、内科学分会副主任委员、消化内镜分会常务委员。擅长于消化内科常见病与疑难危重病的诊治，胃、肠镜操作及多种内镜下的治疗技术。

身体征兆

李奶奶以前经常发生上腹痛，有一天，她发觉自己的大便是暗红色的，吓了一大跳，难道是内出血了？

在李奶奶上腹痛的背后，究竟隐藏着什么疾病？

分析建议

上腹痛原因很多，并非都是一般的胃炎所致，也可有消化性溃疡、胃癌、胆囊炎及胆石症、胰腺炎及胰腺癌、肝炎及肝癌、急性阑尾炎、心肌梗死等，少见的有十二指肠憩室、钩虫病及胃肠道间叶原性肿瘤等。不同的疾病可有类似的上腹痛症状，只有及时检查、明确诊断才能进行治疗。上消化道出血的原因很多，大多数是上消化道本身的病变所致，少数是全身疾病的局部表现，最常见的病因是消化性溃疡、肝硬化所致的食管胃底静脉曲张破裂，急性胃黏膜糜烂，胃癌；其他少见的病因有食管裂孔疝、食管炎、贲门黏膜撕裂症、十二指肠球炎、胃间质瘤、胃黏膜脱垂、胆道憩室或出血等。上消化道出血时，临床上表现为黑便，出血量大时可出现暗红色或鲜血便及呕血，出血量很少时仅能通过粪便隐血检查确定。不管出血量多少，均应及时就医、及时诊治。

采访实例

一年前的一天，李奶奶在干家务时突然感到上腹部隐隐作痛。

李奶奶：当时就感觉上腹部有点痛，有点胀胀的那种痛。我想，可能是什么东西吃坏了肚子。

在感到上腹部胀痛后，按以往的经验，李奶奶跑进卫生间，想通过解大便来消除腹痛。

李奶奶：我想只要拉出来了，肚子就不会痛了。但在马桶上坐了很长时间，什么都没拉出来。

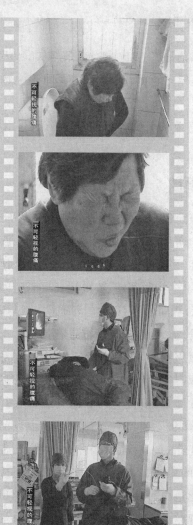

走出卫生间，正当李奶奶为自己的上腹痛感到疑惑的时候，她突然感到一阵恶心，然后吐了一些咖啡色的东西，接着又冲进了卫生间。

李奶奶第二次进卫生间后，确实很快拉了大便，但便后她吃惊地发现，大便的颜色和平时大不相同。

李奶奶：我发觉大便是暗红色的，吓了一大跳，是不是内出血了？

走出卫生间，李奶奶感到头昏眼花，全身无力，家里人迅速将她送到当地医院救治。

经过检查，医生初步诊断李奶奶是上消化道出血。

从食管到直肠称为人体的消化道，而食管、胃和十二指肠属于上消化道，这里的任何一处发生出血均称为上消化道出血。上消化道出血是内科临床常见的急症，呕血和黑便是它的特征性表现。出血量中等可引起贫血、头晕、软弱无力；大量出血即可发生休克，表现为烦躁不安或神志不清、面色苍白、四肢湿冷、呼吸困难，甚至引起死亡。

记者：季医师，李奶奶的出血量大不大？

主任医师季峰：一般来讲，上消化道出血是以呕血或者黑便为主要表现的。所谓黑便，就是大便颜色是黑的，甚至像柏油一样。像这个患者，尽管出血的位置在上消化道，但却拉出了暗红色的血便，表明出血量是比较大的。另外，李奶奶口吐咖啡色的东西，其实是呕血，便后感到腹部胀痛，也说明肠道里已经有很多血了。

在确诊为上消化道出血后，当地医院医生对李奶奶采取了相关的治疗措施。但让医生奇怪的是，经过胃镜反复检查，一直没有发现出血点，而李奶奶的胃肠里的积血却越来越多了。

主任医师季峰：当地医院医生发现患者的贫血非常明显，心跳有 130 次/分，血压维持在 90/60 毫米汞柱，也就是说已经开始发生失血性休克了。医生给她补充血容量，并用各种各样的止血药，但患者的血便还是始终不断，说明用药物治疗是无效的。

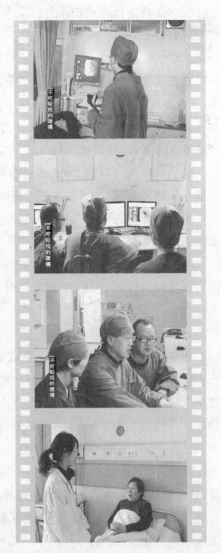

李奶奶只能紧急转到浙大附属一院再次接受胃镜检查，由于一直没找到出血点，胃镜室内的气氛顿时紧张起来。

主任医师季峰：胃镜进去以后，我们发现十二指肠降部有很多血，胃腔里面也有很多血，粗一看，也确实没发现引起出血的病变。但是这个血到底是从哪里出来的呢？

不过，根据李奶奶的出血情况，医生确信，出血点就在胃肠内。而进一步的检查发现，李奶奶的十二指肠降部有一个洞。

主任医师季峰：我们用镜子从这个洞伸进去一看，原来是个憩室。这个憩室大约有 2 厘米×3 厘米大小，憩室壁上面可以看到有根血管破裂，血正在明显地向外涌。

季峰

原来是憩室惹的祸

当时在场的所有医护人员都发出了一声惊呼,终于看到这个病变了。

记者:李奶奶胃肠出血的部位找到了,可是怎么把这个比较隐蔽的血管给堵上呢?

主任医师季峰:可以通过外科手术。但是因为十二指肠降部周围有胆管,又有胰管,还有动脉、胰头,在这个地方手术,一是风险比较大,二是未必能找到出血的病灶,三是很容易出现术后并发症,包括胰漏、胆漏。另外,患者花费也非常大,恢复也比较慢。

除了传统的外科手术外,通过腹腔镜手术也能把十二指肠周围引起出血的动脉结扎掉,但是这个办法可行吗?

主任医师季峰:对于这个患者来说,通过腹腔镜结扎周围动脉止血的办法也未必可靠。

除了外科手术和腹腔镜手术外,通过血管造影也是手段之一,它不仅可以很快找到血管的破裂口,还可同时堵住血管漏洞,但这要有一定的前提条件。

记者:需要什么前提条件?

主任医师季峰:这个条件就是在做造影的时候,患者必须正在出血,而且出血量要达到一定的程度,这样才可以很明显地看到出血的血管,并把它用栓子堵住。如果患者没有出血,这个办法就不能显示出它的优势。另外,如果出血的血管非常细,造影的导管就不一定能到达出血口,这样也不能把血止住。

这时,医生想到了内镜治疗,通过内镜用输送器将钛夹送到憩室的位置,然后根据患者的呼吸、心跳的频率,运用一个钛夹,把出血的血管夹住。相对于其他方法,内镜治疗疗效确实较好,而且创伤也很小,于是医生决定采用内镜治疗。

主任医师季峰:在胃镜下面通过一个输送器,把钛夹先释放,然后夹住血管的根部,把钛夹夹闭。夹闭以后,就相当于外科手术把血管缝上一样,本来一直往外涌的鲜血,很快就止住了。当我们用生理盐水把积血冲掉以后,始终没有看到鲜血再涌出来。最后我们又观察了 15 分钟,就把胃镜退出了。

手术后,经过三天的治疗观察,李奶奶就顺利出院了。

李奶奶:没想到好得这么快,现在什么感觉都没有了。

记者:季医师,这样治疗后,李奶奶以后还会再次发生出血吗?

主任医师季峰:像这样的上消化道出血,如果有可能在内镜下止血,现在应作为是首选。这个患者半年以后来复查过,憩室里面的破裂口黏膜非常光洁,表明病变已完全愈合,没有任何问题,所以不会有第二次出血了。

专家认为,一般上消化道出血有四大常见的病因,即消化性溃疡、胃癌、食管胃底静脉曲张破裂出血和急性胃黏膜糜烂。

专家提醒

对于消化性溃疡、胃癌、食管静脉曲张破裂等患者来讲,应该找消化专科医生进行及时的检查,以早期发现病变,进行针对性的治疗,避免发生上消化道出血。

另外,上消化道出血还要注意和呼吸道以及鼻咽部出血相鉴别,以免误诊或耽误了治疗的时间。一般来说,上消化道出血前一般先有恶心,如果呕出鲜血,可以用 pH 试纸检测一下,它往往是偏酸性的,因为它里面含有胃酸;而呼吸道出血往往是先有咳嗽,然后再咯血,这个血往往有泡沫,患者有窒息感。

季
峰

原来是憩室惹的祸

不可轻视的腰酸腰痛

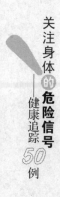

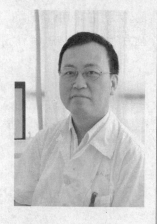

肖家全

浙江省人民医院泌尿外科主任、主任医师、博士后，浙江省医学会男科学分会副主任委员、泌尿外科学分会委员。擅长于肾移植术及移植后患者的监测和管理，熟悉腔道泌尿外科及腹腔镜泌尿外科的操作，对泌尿系肿瘤、前列腺疾病、男性不育和性功能障碍的诊治有较丰富的临床经验。

身体征兆

在办公室里工作的小徐姑娘，整天面对电脑，经常感到腰酸腰痛。最近，小徐腰酸腰痛的症状越来越严重了，上医院一检查，还真查出了大麻烦。小徐究竟患了什么疾病？

分析建议

腰酸腰痛是大多数人都曾经有过的常见症状。引起腰酸腰痛的原因很多，常见的有腰肌劳损和泌尿系疾病。通常情况下，腰肌劳损所致的腰酸腰痛多为双侧，时间比较久，休息后可以减轻或消失；而因泌尿系疾病所致的腰酸腰痛多发生在一侧，或两侧轻重不对称。对于一些症状越来越重、休息后也不能明显缓解的腰酸腰痛，一定要引起重视，及时到医院检查。

采访实例

才 27 岁的小徐姑娘，由于整天面对电脑，经常会感到腰酸腰痛。小徐是一家公司的产品经理，与许多年轻的白领一样，她是个典型的工作狂，遇到腰酸腰痛，首先想到的是办公室一族的常见职业病，因此也没把它放在心上。

小徐：有的时候会觉得腰很酸痛，但我觉得整天坐在电脑面前，不怎么活动，腰酸腰痛是很正常的事情。

自从小徐经常感到腰酸腰痛后，她开始注重休息，但她的腰酸腰痛症状还是常常发生，并且越来越严重。

小徐：有的时候一天发作一次，有的时候一天发作两三次，间断性的发作。

越来越频繁的腰酸腰痛让小徐感到不安起来，这到底是普通的腰肌劳损还是什么别的疾病呢？

记者：去医院检查了吗？

小徐：这两周以来除了腰酸腰痛外，还会抽得特别厉害，发作时间也稍微长一点，所以我决定去医院检查一下。

在当地医院接受 B 超检查后，结果让小徐感到很吃惊。

记者：结果怎么样？

小徐：B 超做出来以后，说是肾脏里有云雾状的阴影。

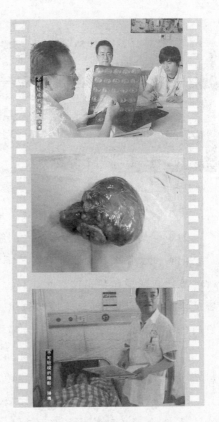

这云雾状的东西究竟是什么？医生给小徐反复做了三次 B 超，最终怀疑小徐的肾脏里有肿瘤。

只是感到腰酸腰痛，结果却查出了肿瘤，这让小徐有点不相信。为了确诊自己的病，小徐赶紧来到杭州的大医院，准备做个全面、详细的检查。

主任医师肖家全：到我们医院以后，我们给她做了个CT。在 CT 片子上，我们看到她的整个右肾因为肿瘤的推移发生了形态改变。也就是整个右肾在腹腔里面站起来了，和左肾的形态完全不一样。

肾脏为何会在腹腔内直立起来？这是它受到了肿瘤的推挤、压迫所致。杭州医院的检查结果和当地医院一样，只是这个肿瘤究竟是良性还是恶性的，医生一时还难以确定。

主任医师肖家全：肾脏的肿瘤，从统计上来看，良性的少，恶性的多。所以对于肾脏肿瘤，在没有明确它的性质之前，一般情况下都要把它当作恶性处理。

肖家全

不可轻视的腰酸腰痛

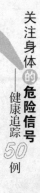
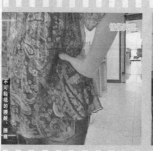
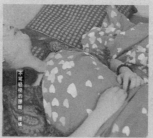
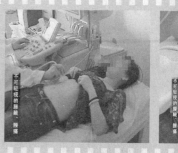

听了医生的介绍,小徐已做好了最坏的打算。

为了确诊小徐的病情,医院专门组织了两次大会诊。

记者:后来肿瘤的性质确定了吗?

主任医师肖家全:我们通过CT、B超反复观察发现,她这个肿瘤里面有密度比较低的成分,可能是脂肪组织。如果这个肿瘤里面有脂肪组织,那么它的性质可能是良性的,我们称为错构瘤,又叫血管平滑肌脂肪瘤。

肾血管平滑肌脂肪瘤(错构瘤)的成分包含血管、平滑肌、脂肪,是比较常见的一种肾脏良性肿瘤,常见于40岁以上的女性。

主任医师肖家全:这个肿瘤比较大,而且离腔静脉比较近,尽管它是良性肿瘤,也会形成腔静脉里面的瘤栓。也就是说,这个肿瘤会顺着肾静脉继续往里面长,一直长到腔静脉里面去。

医生说,由于肿瘤已经超过了右肾的体积,并且有可能存在静脉瘤栓,所以在治疗前先要确定肿瘤有没有延伸到肾脏以外的器官,如果肿瘤已有延伸,则难以完全根治。

主任医师肖家全:我们给患者做了两次血管彩超检查,发现肾血管的血流是通畅的,说明没有形成明显的瘤栓。也就是说,这个肿瘤还局限在肾脏里面,没有延伸到其他地方去。

医生根据各种检查结果分析,小徐患的很可能是良性的错构瘤,但要完全排除恶性肿瘤,必须通过手术和肿瘤组织的切片化验才能确定。而从小徐的病情来看,手术也必须尽快进行。

记者:肖医师,既然是良性肿瘤,为什么还要尽快手术?

主任医师肖家全:肿瘤长大以后,有一个很大的风险,就是容易自发性破裂。一旦肿瘤破裂,就会引起大出血甚至休克,如果抢救不及时,可以导致患者死亡。

2011年6月24日,医生为小徐实施了手术。但由于病情复杂,手术持

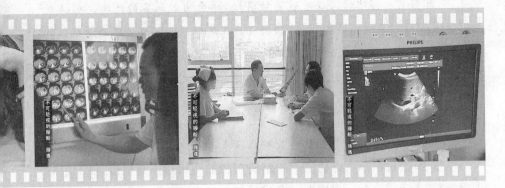

续了3个多小时。

主任医师肖家全：因为这个肿瘤比较大，直径已经有10厘米左右了，所以我们放弃了腹腔镜方法，而采用传统的开放式手术。在手术中我们看到，这个肿瘤就长在右肾的后下方，瘤蒂在右肾后方的偏中部，直径约有2厘米。

切下肿瘤以后，医生立即将切下来的一些组织送病理科做快速冰冻检查。

主任医师肖家全：我们取了两个地方的组织做病理检查，一个是肿瘤的基底部，主要是为了判断手术当中是否把肿瘤挖干净了；第二个是瘤体，主要为了判断这个肿瘤的性质到底是不是我们术前估计的错构瘤。

病理检查结果很快出来了，让小徐感到欣慰的是，一切正如医生手术前分析估计的那样，肿瘤是良性的，而且切除得很彻底，基底部没有肿瘤残留。

主任医师肖家全：后来病理报告出来了，一是基底部已经没有肿瘤残留了；二是这个肿瘤确实是错构瘤，跟我们手术前估计的一致，所以在这种情况下，我们就把右肾保留下来了。

小徐：我已经做了最坏的打算，就是说切除整个肾。结果手术之后，肖主任跟我说只给我切除了1/3个肾，所以我还是非常幸运的。

小徐的右肾保住了，手术后，她的腰酸腰痛症状也消失了。

专家分析，小徐的肿瘤长得那么大，至少已经有四五年了，只是因为她年轻，症状也不是很明显，所以没有引起重视。另外，尽管单位每年也组织定期体检，但都没有肾脏这一块的检查项目，所以一直没有发现。

小徐说，其实仔细回忆起来，近几年她经常会有腰酸和劳累的感觉。因为整天都坐在电脑前面，所以觉得这是白领阶层的常见病。

当时小徐偶尔会用按摩器来缓解腰酸，却万万没有想到，肿瘤早已潜伏在她的体内。

主任医师肖家全：因为良性肿瘤发展得比较缓慢，患者有时感觉不是很

肖家全

不可轻视的腰酸腰痛

明显,只有当它长得比较大或者破裂的时候,才会出现明显的症状。最常见的症状是肿瘤对周围器官的推压,使患者产生腰酸、腰胀、腰部疼痛等症状。

记者: 如今小徐的错构瘤已被切除,那她是不是就完全康复了? 今后有没有再次复发的可能呢?

主任医师肖家全: 有复发的可能。这种现象,医学上称为多中心。也就是说,整个肾脏,这个部位能长肿瘤,另外一个部位也有长肿瘤的可能。也有可能多年以后,另外一个部位再长肿瘤出来,这就叫再生。

医生说,小徐所患的血管平滑肌脂肪瘤目前病因还不是很清楚,为了防止疾病复发,小徐今后还需定期到医院复查。

专家提醒

从这个患者实际上腰酸腰胀已经有一段时间了,如果早期就去医院检查,可能要早一点发现肿瘤的存在。所以,不要因为年轻就忽视一些症状,应该考虑到其他疾病存在的可能。

误诊的惨痛代价

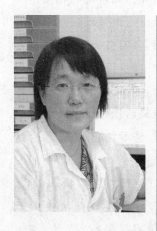

赵　湘

　　浙江省人民医院肾内科主任、主任医师、医学博士、硕士生导师，浙江省医学会肾脏病学分会常务委员，浙江省第一批中青年临床名中医。擅长于各种原发及继发性肾脏疾病、急慢性肾衰竭的中西医结合诊治。

身体征兆

　　两个月前的一天，50多岁的老陈突然感觉胸口不适，胃部隐隐作痛。让老陈奇怪的是，在吃了胃药后，胸口的不适症状仍不见好转，而一个多月后，老陈竟然出现了全身水肿，他究竟患了什么病？

分析建议

　　引起水肿的原因很多，按起病原因可以将水肿分为肾性水肿、心性水肿、肝性水肿、营养不良性水肿、内分泌性水肿、药物性水肿等。
　　老陈出现了全身水肿，应尽快就医，查明原因。

采访实例

　　两个月前的一天傍晚，老陈下班回到家里后不久，突然感觉胸口不适，胃部隐隐作痛。
　　开始老陈以为最近工作比较忙，加上天气比较热，可能是疲劳或者中暑了，也许休息休息、吃点药就会慢慢好起来的。
　　老陈：开始以为是中暑了，就吃了点中暑的药，后来没有效果，又吃了点胃药，我想休息一下总会好的。

老陈心想，总不会是什么大毛病，也不去管它了。但看见老陈的精神状态越来越差，家里人赶紧劝他去医院检查一下。

老陈：到医院去检查了，医生说是胃炎。

既然是胃炎，老陈和他家里人也放心了，于是，老陈每天按照医生的要求吃药。可是一个多月过去了，老陈的症状不但没有好转，反而更加严重了。

老陈：药吃了20多天，不但没有效果，而且越来越厉害了。胸口难受，连气也喘不过来了。

这就奇怪了，明明是胃炎，为什么吃了药不管用呢？而且现在稍微走一点路，就会喘个不停。从安全、放心考虑，老陈再次走进了医院。

老陈：到县医院去检查，心电图做出来不是很好，还有贫血，医生说我有心脏病，让我住院。

从胃炎到心脏病，老陈一下子就懵了。不过他觉得既然有病就要好好医治，于是当天就住进了医院。住院的几天里，医生又给他做了各种各样的检查，并很快排除了心脏病的可能。既然不是胃炎，也不是心脏病，那会是什么病呢？

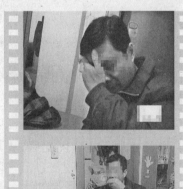

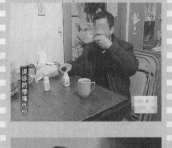

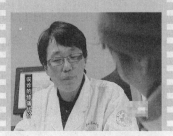

老陈：住院好几天了，抽血化验、心电图、B超，各种各样的检查都做了，医生还是没有确诊我患了什么病。

由于老陈的病在老家医院一直悬而未决，家里人一商量，决定不管花多少钱，都要把他的病因搞清楚。于是在家人的陪同下，老陈很快赶到杭州，走进了浙江省人民医院。

记者：赵医师，你认为老陈患了什么病？

主任医师赵湘：当时给我的第一印象是这个患者的肾脏有问题，我马上给他做了个肾脏B超。我发现这个患者的肾脏损害时间并不长，但他的血肌酐水平非常高，所以肾功能损害还是比较重的。我们在一面挽救生命的同时，一面积极动员患者能配合肾穿刺检查,以明确病因。我考虑有急性的因素在里面。

这时的老陈,因为全身出现了不同程度的水肿,行动已经很不方便了。经过医生的积极治疗,老陈的生命体征暂时稳定下来了,医生赶紧给他做了肾穿刺检查。

主任医师赵湘:由于患者入院时生命体征不稳定,血压很高,有心功能不全的表现,还有严重贫血,做肾穿刺肯定是吃不消的。所以我们在积极纠正心功能的同时,在生命体征稳定后动员他做了个肾穿刺。

记者:肾穿刺检查的结果怎么样?

主任医师赵湘:肾穿刺以后,进一步证实了这个患者存在急性肾功能不全,因为肾穿病理见有较多的细胞性新月体,所以证实了我们当初的判断。

排除了慢性的尿毒症,那么老陈的急性肾功能不全到底是什么原因引起的呢?

主任医师赵湘:我们给他做了个

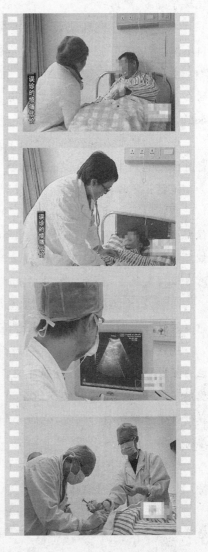

免疫学检查,有一个血管炎的指标(ANCA)是阳性的,当时提醒我们这个患者可能是 ANCA 相关性血管炎性肾损害。再加上这个患者是个老年男性,在老年患者中这个疾病并不少见。

系统性血管炎是指以血管壁的炎症和纤维素样坏死为病理特征的一组系统性疾病,其病变可累及全身多个系统(包括肾脏),可分为原发性和继发性两种。系统性血管炎病因和发病机制不清,目前认为和遗传因素、感染、ANCA 的作用、T 细胞的作用等因素有关。

老陈的疾病终于得到了确诊,原来他得了系统性血管炎。老陈一直以为自己可能患上了恶性肿瘤,听到这个结果,他终于松了口气。

老陈:医生说我这个病是急性的,是系统性血管炎,我的心情一下子

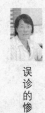

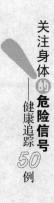
轻松了好多。

不过，这时老陈和家人心里还有点疑惑：为什么两个月前，他出现了胃口不好、胸口不舒服等症状，医生会怀疑和肾脏有关呢？

主任医师赵湘：所谓 ANCA 相关性系统性血管炎就是由 ANCA 引起的全身性系统性疾病，这个疾病90％要影响到肾脏的，因为肾脏的代偿能力很强，所以在疾病的早期不容易发现。

老陈的病从发现到确诊经历了近两个月的时间，由于耽误了治疗，他的肾脏已经受到了一定程度的损伤。

记者：那么，下一步应该怎么治疗呢？

主任医师赵湘：我们当时制定的是免疫抑制加激素的治疗方案，整个疗程需要一年到一年半的时间。因为他是一个系统性的病变，可引起全身多脏器的功能损害，所以对全身的情况应该达到很好的控制。但是由于这个患者来得太晚了，要使他的肾功能恢复到完全正常的状态估计有点困难。

医生说，老陈的肾功能损害还很严重，今后他可能要靠透析来维持生命。经过一段时间的治疗，目前老陈的病情恢复得不错。

主任医师赵湘：经过两个疗程的免疫抑制治疗，现在患者的全身情况已经明显改观了，至少生活能够自理了，进食正常了，贫血得到了纠正，血压也稳定了，胸闷气急、咳嗽咯血也没有了。但是肾功能的恢复并不理想，因为我们做了肾穿刺以后发现，他的肾纤维化比较严重，后半辈子可能要靠透析维持生活。

这耽误治疗的代价实在太大了，一想到自己以后的生命要靠透析来维持，老陈心里很不是滋味。

老陈：这辈子就是这样子了，算了，我也不想给后代增加负担了，还是不治了吧。

在家人的安慰下，老陈渐渐恢复了平静，他说接下去他会好好地活下去，积极地面对生活。

记者：赵医师，这种病有没有什么预防方法呢？

主任医师赵湘：这个病的病因是不明的，所以没办法进行预防。只是出现症状时要早期治疗，早期干预，这样可以使病情得到最大程度的缓解。

专家提醒

如果出现了消化道症状，又出现了贫血，就要想到肾脏的问题。首先查个尿常规，这个最简单，如果出现尿检异常，赶紧去找专科医生，我觉得这个比什么都关键。

祸起山楂

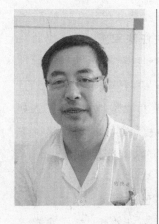

陈军贤

浙江省立同德医院消化内科主任、主任医师、硕士生导师,浙江省医学会消化内镜分会常务委员、消化病学分会委员。擅长于消化系统疑难疾病的诊治及内镜治疗。

身体征兆

突如其来的腹痛折磨了张大妈四天四夜,去医院做胃镜检查时竟发现她的胃里有很大一个团块。那么,这个团块究竟是个什么东西?它又是从哪里来的呢?

分析建议

患者很有可能患了胃石症,她需要立即去正规医院就诊,明确诊断后在胃镜下取石。同时可服用碱性液体,如碳酸氢钠等。

注意:腹痛时不能在未明确病因的情况下服用止痛药,这样可能会掩盖病情。

采访实例

深夜,突如其来的腹痛使张大妈从熟睡中惊醒。

记者: 当时发生了什么事?

张大妈: 就觉得胃里面有东西扎得慌,翻江倒海似地痛,痛得我一宿没睡觉,一会儿起来想吐,但吐不出来,一会儿胃部又抽起来了。就这样,好不容易熬到天亮,总算好点了。

第二天起床,张大妈并没有把晚上的事情告

诉家里人,而是像没事一样,从老家赶往杭州看望女儿。

记者:过了一夜,有没有好点?

张大妈:到了杭州,我走到马路上就觉得胃不舒服了,吐了好几次,后来胃又痛起来了。

到了女儿家,张大妈意外地摸到自己的胃部有一个团块状的东西,这让她着实吓了一跳,难道胃里面长肿瘤了?她赶紧把这一情况告诉了在医院工作的女儿。

记者:您女儿怎么说?

张大妈:她说那我们马上去医院吧,我说不用,挺挺就过去了,我已经挺了好几天了。女儿说不行,马上去医院,于是就把我送到医院来了。

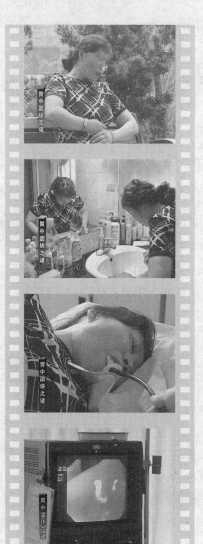

记者:当时患者是什么情况?

消化科主任陈军贤:这个患者一来,我们就让她去做胃镜,胃镜发现胃里有一个结石,这个石头已经很大了。

胃镜的屏上清楚地显示,张大妈的胃里有一块黑褐色的团块状的东西,直径已有五六厘米了?

记者:这是个什么东西?

消化科主任陈军贤:我们的诊断是胃石。由于石头很大,患者出现了胃梗阻的症状。我们还发现,石头周围有好几个溃疡,可能是胃石摩擦胃壁所产生的。

医生说,通常情况下,人体内的毒素或异物长期排不出去,沉积在一起就会形成结石,这些结石多沉积在胆囊、胆道以及泌尿系统的一些器官里。像张大妈这样突然出现在胃里的结石并不多。经过检查,医生怀疑,张大妈胃里的团块可能是吃过柿子后在胃里形成的柿石。但张大妈说,她可是一个柿子也没吃过,要说吃过什么,她只是吃了十几颗山楂。

张大妈说,她有高血压,听说山楂

具有降血压的功能，女儿就经常买来给她吃。再说，张大妈以前也吃过山楂，从来没有发生过这样的事。

经过了解医生发现，张大妈以前吃山楂都是先用开水煮熟，然后加点糖再吃，这样山楂里面的鞣酸就得到了中和，吃下去以后胃的反应就不会那么大。而那天张大妈想起吃山楂时已经是晚上九点钟了，她嫌麻烦，就把生山楂洗净直接吃下去了，没想到惹出了这么大的麻烦。

记者：吃山楂为什么会引起胃石呢？

消化科主任陈军贤：因为山楂是酸性的，它含有大量的鞣酸，这个患者的胃酸也比较多，两个酸加在一起以后就形成了胃石。

柿石是胃石中最常见的一种，因为柿子里面含有大量鞣酸与果胶，如果空腹吃大量的柿子，它们遇到胃酸后就会发生凝结，和胃内脱落的上皮、黏液及食物残渣（特别是纤维素）胶合在一起就形成了柿石。医生说，其实山楂里面的鞣酸含量也很高，在空腹的时候，胃酸分泌很多，这时候如果进食山楂就很容易形成结石。

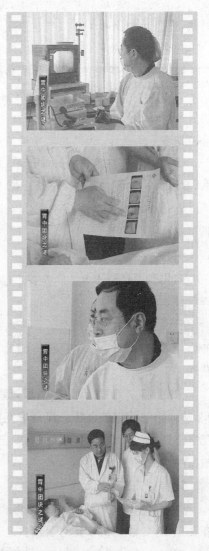

记者：像张大妈这样的胃石，如果不治疗，会有什么后果？

消化科主任陈军贤：一旦形成胃石就会产生以下后果：首先是梗阻，一旦发生梗阻，就不能进食了，营养也跟不上了，所以一定要手术。其次，胃石在胃里面是个异物，它跟胃壁摩擦以后就会产生胃溃疡，胃溃疡发展下去就会侵犯到血管，引起消化道出血。长此以往，胃的蠕动、储存、消化功能就丧失掉了。

医生告诉张大妈，必须尽快把这块胃石取出来，而在这之前，要让她禁食，并通过输液抑制胃酸的分泌。

第二天，张大妈被送进了胃镜室，她静静地躺在那里，心里有些忐忑不

陈军贤

祸起山楂

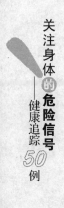

安。尽管医生说,这只是个小手术,但当指头粗的管子插进张大妈喉咙里的时候,还是让她倒吸了一口气。

记者:做胃镜时,您有什么感觉?

张大妈:做胃镜很遭罪的,而且这个手术一直做了两个多小时。

对于技术熟练的医生来说,取胃石是信手拈来的事,没想到,取张大妈的胃石时却遇到了瓶颈。

记者:陈医师,取胃石时遇到了什么麻烦?

消化科主任陈军贤:鳄鱼钳子、网篮都用过了,但是大块的还是取不出来,取出来的都是很小的,所以反反复复做了将近两个小时,还是没有取干净。我们考虑到这样下去不是个办法,因为胃镜进去出来,对食管和口腔的损伤都很大。

记者:那怎么办呢?

消化科主任陈军贤:改开刀。麻醉后打开腹腔,再把胃切开,把整个石头取掉。

听说要手术,张大妈急了。张大妈的担忧也正是医生的顾虑,如果开刀的话,不仅刀口比较大,而且胃缝合后也会留下后遗症,甚至可能造成肠粘连。

考虑到这个团块是酸性物质,医生想到了用碱性的碳酸氢钠来跟它中和,从而把它溶解的办法。但是毕竟团块已经有五六厘米大了,到底能不能把它溶解掉呢?医生决定试一试。于是,医生给张大妈配了整瓶的碳酸氢钠,让她回去把它们喝掉。

记者:喝了之后效果怎么样?

张大妈:第二天早上我就把药水下去了,是空腹喝的。喝了以后我就平卧在床上,然后就用手揉啊、捏啊,过了一会儿就觉得舒服多了。

碳酸氢钠喝下去的第二天,张大妈就顺利地把溶解的团块排出了体外。第三天,医生给她做胃镜复查的时候发现,团块已经完全消失了。

终于成功了!我们不禁为张大妈松了一口气。没想到她患病的经历令人惊奇,治病的方法更是令人意外。张大妈告诉我们,有了这次经历,以后她再也不敢生吃山楂了。

专家提醒

我们要提醒大家,吃山楂和柿子时,一定不要空腹吃,空腹吃很容易形成胃石。另外,山楂也好,柿子也好,不要吃得太多,吃得太多也容易结成块。

痔疮的背后另有隐情

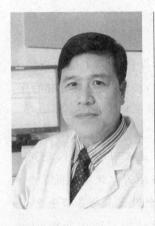

李德川

浙江省肿瘤医院大外科副主任、结直肠肿瘤外科主任、主任医师，浙江省医学会肛肠外科学分会副主任委员、肿瘤外科学分会委员。擅长于结肠癌、直肠癌的手术和综合治疗，胃肠道间质瘤的治疗。

身体征兆

小小的痔疮，使林先生苦不堪言，蹲下来想拉大便，但拉不出来；站起来不久又想大便。说起17年前的病痛折磨，当时他四处求医，为的就是根治此病。到底是痔疮作怪，还是另有病因？

分析建议

出现大便次数增多，伴有里急后重感、大便带血等症状表明肛门直肠部位有炎症改变，可能是单纯的肛门直肠炎，也可能是在痔疮或肿瘤的基础上发生的肛门直肠炎。因此建议：如果有大便带血、大便次数增多、里急后重感或大便困难等症状，必须到结直肠专科进行仔细检查，首先应排除肿瘤，其次再针对病因及时治疗。

采访实例

一说起折磨了他多年的痔疮，林先生到现在还在心里发毛，慌兮兮的……

17年前的林先生正值青春年少，身体也不错，但突然在两个月不到的时间里狂瘦了五六公斤，这让他觉得十分纳闷。

记者：为什么会突然消瘦了？

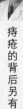

林先生：吃什么的都是正常的，但就是大便次数多起来。以前是每天一次到两次的，后来次数多起来了，一天十几次也有。有时候蹲下来想大便，但拉不出来；站起来不久又想大便。我想大便多了肯定会瘦的。

这样频繁地往厕所跑，已经严重影响到了林先生的生活和工作。他想，难道是吃坏了肚子了？但是以前也有过拉肚子的经验，为什么和这次的不太一样？不久，林先生又很快又出现了新的症状。

记者：又出现了什么症状？

林先生：大便里面有血，但只有一点点，不多的。

林先生发现大便出血后，便很自然地想到了他的老毛病，是不是痔疮发作了？于是他马上跑到医院去做了个检查。

记者：检查结果怎样？

林先生：到当地医院去看的，医生也说是痔疮。

因为痔疮对于林先生来说已经是老毛病了，所以当时医生把检查结果告诉他后，他也没有太在意，心想，只要像以前一样，按照医生的吩咐治疗，痔疮很快就会得到控制的。但是，病情的发展却出乎了林先生的意料。

记者：治疗后病情有好转吗？

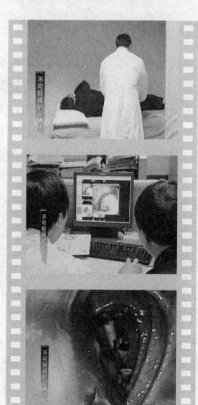

林先生：过了一个多月，还是治不好，所以，当地医院就给我做了个直肠活检，没想到做出来是直肠癌。

原来导致他短时间内暴瘦、大便不规律和大便出血的原因另有所在。看到活检报告，林先生整个人都惊呆了。

在确诊得了直肠癌后，林先生被转到了专科医院接受治疗。

记者：李医师，你们当时对林先生的治疗方案是怎么考虑的？

主任医师李德川：当时患者的诊断是中期直肠癌。对于直肠癌的治疗，我们在考虑手术以前先给他做一下新辅助治疗，特别是放疗。

林先生：还没有做手术之前，我在病房里睡都睡不着，脑子里一片空白。时间长了体力不支的时候，迷迷糊糊地也会一下子惊醒过来,惊出一身的冷汗。

医生说,林先生其实还是比较幸运的,因为他进医院的时候肿瘤还比较小,属于早中期患者。

通过医生护士的细心照料,在病房里与其他病友交流,林先生的心情也慢慢好了起来。1993年9月15日,林先生被送进了手术室。

记者:李医师,听说直肠癌手术是要切除肛门的,这样对林先生以后的生活是不是有很大的影响?

主任医师李德川:现在随着医疗技术的发展,直肠癌手术的水平有了很大的提高,如果肿瘤距离肛门有5厘米以上,一般不需要切除肛门;就是肿瘤距离肛门只有5厘米,如果不是很晚期,也是可以考虑保留肛门的。这样的话,手术对于生活的影响就小一点,也许基本上没什么影响。

两个小时后,手术顺利完成。

记者:林先生术后的恢复情况怎么样?

林先生:恢复得挺快的,第二天就能下地了。到了第七天,我就能从医院出来,直接到我家人(哥哥姐姐)住的地方去。他们也惊呆了,你怎么一个人过来了? 当时体力也很好。

因为林先生的肿瘤发现得早,切除得及时,恢复情况也不错,而且他按照医生的嘱咐定时复查,所以就这样平安无事地过了9年多。正当林先生觉得噩梦都已经过去的时候,意外情况又来了。

记者:林先生又发生了什么意外?

主任医师李德川:9年之后他来找我复查的时候,我发现他又有大便出血了。我就马上给他做了肠镜检查,发现降结肠的地方有一个肿瘤。当时也没犹豫,马上住院,又给他做了结肠癌手术。

因为有过一次类似的经历,林先生的心态比第一次发现肿瘤时平静了很多。

主任医师李德川:手术我们做了个快速切片检查,发现这个癌肿已经有淋巴转移了,也就是说属于中期偏晚了。在这种情况下,手术以后需要做辅助化疗。

就这样,林先生又在医院接受了一段时间的化疗,在病情稳定后出院了。时间一过又是4年,在这4年中,他每隔3个月左右都会去医院复查。4年后,也就是2006年,医生在他的结肠附近又发现了两个恶性肿瘤,但好在发现得比较早,医生都在第一时间里为他做了手术切除。

现在离林先生最后一次做手术的时间又过去了3年多,虽然他体内的结肠只剩下不到20厘米的长度,但是对他生活的影响似乎不大。

李德川

痔疮的背后另有隐情

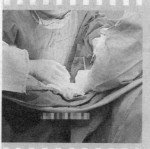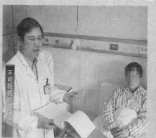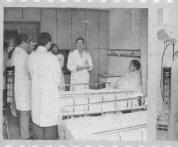

记者：这次手术切掉了林先生大部分的结肠,为什么对他的生活没什么影响呢?

主任医师李德川：结肠有将近一米,它的功能主要是吸收水分,减少排便的次数。刚开始切掉的时候,可能大便会比较稀一点,但是到了一定的时候,人体出现了一个代偿功能,就完全可以适应。

林先生：现在我跟正常人一样,甚至有的正常人也比不过我,因为我在手术半年以后,还到大海里去游泳。

按照医生的说法,林先生前几次的手术都很成功,那为什么他的身体会不断地出现恶性肿瘤呢?

主任医师李德川：这个患者属于异时的多原发的大肠癌,也就是说,癌肿是在不同的时间发生在不同的部位上的,它们相互之间是没有联系的,并不是癌肿的转移或者复发。

医生说,其实林先生所做的这四次手术都是根治手术,而且也没有任何复发的迹象。之所以会在不同时间里出现多次的恶性肿瘤,是和患者平时的不良生活习惯有关系的。

记者：李医师,大肠癌和哪些不良的生活习惯有关?

主任医师李德川：从流行病学研究发现,大肠癌的发生主要还是和饮食有关。患者的这个情况是比较典型的,也符合流行病学研究的结果。高脂肪、高蛋白、低纤维素饮食,还有红烧的、煎炸烤的食物跟大肠癌的发生都有一定关系,而患者平时很喜欢吃这些食物。

林先生：我喜欢吃重味的、红烧的,还有干的(没有带汤的)食物,而水果我不太喜欢,也不多吃。另外,高蛋白、高脂肪的东西我也很喜欢吃,特别是猪肉,而蔬菜不喜欢吃。现在我想慢慢地学着改变这种不良的饮食习惯。

医生分析,林先生本来就属于肿瘤易感性体质,再加上他不科学的饮食习惯,就很容易导致肿瘤的发生。虽然林先生患过四次恶性肿瘤,但只要以

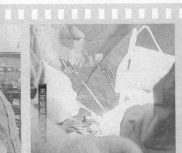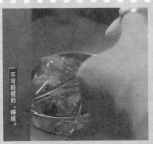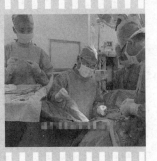

后在饮食上多加注意，按时复查，生活和正常人不会有很大的差别。

记者：林先生，你现在感觉怎么样？

林先生：我有信心生活下去，因为像我这种人活到现在已经很不容易了，能够活下去是一种奇迹，不仅是医学上的奇迹，也是我本人的奇迹。

我们都知道，肿瘤最好的治疗手段就是早发现早治疗，林先生能够创造这么多的奇迹，其实都和他能够定时去医院复查，早期发现肿瘤有很大的关系。

专家提醒

如果大便习惯有所改变，比如说平时都是很准确的一天一次的，后来变成一天两次或三次，有的时候次数更多，那么这个肯定是不正常的。还有大便平常都是成形的，比如一下子出现性状的改变，这个也是要注意的。另外，大便出血，经常感觉到腹部疼痛，有这些症状时要及时去医院就诊。

健康小贴士

每天给自己一个好心情，适当运动多饮水，作息有常睡眠足，绿色饮食爱清淡，胃肠平安大便畅。关注饮食还要仔细观察排泄物，一旦自觉不适或异常应该及早到相应专科就诊。

李德川

痔疮的背后另有隐情

141

多关节疼痛之谜

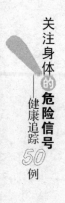

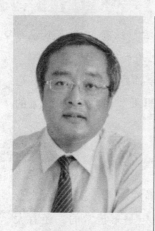

王 鸣

　　杭州市第一人民医院肾内科主任、主任医师，浙江省医学会肾脏病学分会副主任委员。擅长于治疗肾脏疾病，如各类肾小球疾病、急慢性肾衰竭，尤其对肾穿刺活检有独特的手术技巧。

身体征兆

　　赵先生才30多岁，身上的症状却一大堆，不是关节痛，就是水肿，还有发烧、眼皮肿、小便泡沫多等。赵先生究竟患了什么病？

分析建议

　　一旦出现关节疼痛、乏力、皮疹、水肿、不规则发热应立即到医院就诊。红斑狼疮患者不能直接在太阳下行走，要注意遮阳。

采访实例

　　2010年1月的一天，赵先生一早起床后，对着镜子洗脸、刷牙时，发现自己的脸部有些异常。

　　记者： 你当时发现了什么异常情况？

　　赵先生： 发现脸肿，眼皮也肿，两只眼睛鼓起来了，看东西不太清楚。

　　这种异常情况竟然持续了好几天，这时赵先生就联想到自己十几年前曾出现过的雷诺病，他怀疑这次可能是旧病复发了。

　　记者： 你曾经得过什么病？

　　赵先生： 在我二十二三岁的时候，曾经有过早上起来手发白，冬天碰到水，十个手指就像放到冰里一样,而且很痛,就像刀割一样的痛。后来医生跟我说,这是雷诺病,还说这个病一下子不会好的。

雷诺病又称肢端动脉痉挛症,是由于支配周围血管的交感神经功能紊乱引起的肢端小动脉痉挛性疾病。这是一种需要长期治疗的病。但赵先生在治疗了一段时间后,感觉用热水也可以消除症状,于是不久后他就停止了治疗。

记者: 后来好了吗?

赵先生: 后来手放在热水里就好了,这时手指发红了,也就不痛了。当时感觉这不是什么大病,也就没去看。

到了2007年,赵先生身上又出现了新的症状——多个关节疼痛。

记者: 后来又出现了什么新症状?

赵先生: 多个关节痛,包括指关节、腕关节、踝关节等。

当时赵先生的手上和脚上出现了多个关节疼痛,特别是每天下班回家后痛得厉害。他开始以为可能是工作劳累引起的,但是随着时间的推移,关节疼痛越来越厉害,以至于有一天他都无法去上班了。

没办法,赵先生只好再次走进了医院。而这一次,医生对他关节疼痛的原因有了新的说法。

记者: 医生怎么说?

赵先生: 经过检查,医生说,是红斑狼疮引起的。

红斑狼疮是一种自身免疫性疾病,其发病缓慢,隐袭发生,临床表现变化多端,可以累及身体的多系统和多脏器,包括皮肤、浆膜、关节、肾及中枢神经系统等。

记者: 王医师,红斑狼疮为什么会出现关节病变呢?

主任医师王鸣: 关节的主要组织称为结缔组织,而红斑狼疮就是主要侵犯结缔组织的疾病,所以说结缔组织多的地方就会较早地出现一些临床症状,有些患者表现为各种各样的皮疹。

医生说,赵先生身上越来越严重的关节疼痛,就是红斑狼疮引起的。

通过治疗,赵先生关节疼痛的症状基本得到了控制,但在一年多后,他又感觉自己的身体有点不对劲了。

记者: 你的身体又有了什么变化?

赵先生: 两只眼睛觉得很肿,小便里有泡沫,早上起来自己感觉有点发烧。我有些同事得了肾病,也有小便泡沫多的情况。后来我到医院里化验了一下,医生就说我得了肾病,然后就开始治疗。

在当地医院治疗了几天之后,赵先生的病情非但没有明显好转,连身上

王鸣

多关节疼痛之谜

143

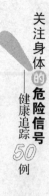

早已消失多年的关节痛也出现了。这究竟是怎么回事？赵先生考虑再三后，决定赶到杭州来求医。

记者：王医师，赵先生患了什么病？

主任医师王鸣：患者的主要症状是发烧，膝关节、手掌的指间关节疼痛。这个患者已经在院外已经看了三个月了，一直都在用药，但是用了以后体温还是不退，关节疼痛还是有。我们给他拍了X线片，没有发现骨骼或者关节损伤。后来我们经过讨论，考虑这个患者可能是男性比较少见的结缔组织疾病。我们综合了血液检查报告，最后还做了肾穿刺，确诊是V型狼疮性肾炎，就是系统性红斑狼疮引起的肾脏损害。

医生说，其实赵先生出现的所有症状，无论是关节疼痛、发烧，还是眼肿、小便泡沫多等，都是狼疮性肾炎的典型症状。

由于赵先生的疾病早期没有得到明确诊断和有效的治疗，现在病情已经很严重了，如果任其发展，将会危及生命。

记者：发现得早晚有什么不同？

主任医师王鸣：任何一个病都是这样，如果早期没有发现，没有进行早

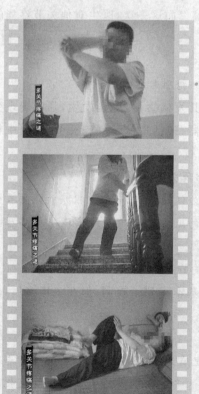

期治疗，随着疾病的进展，像肝脏、肾脏、中枢神经系统等器官就会慢慢受累，产生相应的症状。

疾病得到确诊后，医生便进行对症下药，并要求赵先生少受紫外线照射和不吃动物肝脏等食物。

记者：患者在日常生活中有什么需要注意的地方？

主任医师王鸣：要防止紫外线照射，不能进食动物的内脏，这样可以控制系统性红斑狼疮的活动，保护受累脏器的功能，延长患者的生命，提高他的生活质量。

经过几个星期的治疗，赵先生的病情有了明显好转，之前发生的症状渐渐消失了，水肿退下去了，关节也不痛了。

记者：从现在的治疗效果看，赵

先生的预后怎样？

主任医师王鸣：通过一个月不到的治疗，应该说还是有一定效果的，至少对系统性红斑狼疮的活动已基本控制。但是对于 V 型狼疮性肾炎，我们确实还不能够过早地判断治疗结果，因为这种膜性肾病本身治疗就非常困难。一般药物都有一个相对科学的起效时间，像激素，我们至少要用 6～8 周以后，才能评价这个患者对激素是否敏感。

赵先生的病情得到了有效控制，但他对自己如何会患红斑狼疮感到很疑惑。

记者：系统性红斑狼疮的病因是什么？

主任医师王鸣：跟遗传、感染（尤其是病毒感染）、生活环境有一定的关系。系统性红斑狼疮以女性为多见，可能跟雌激素水平有一定关系。如果是药物引起的，我们叫药物性狼疮。

据了解，红斑狼疮由于症状复杂，因此比较容易误诊。

记者：红斑狼疮的临床表现是什么？

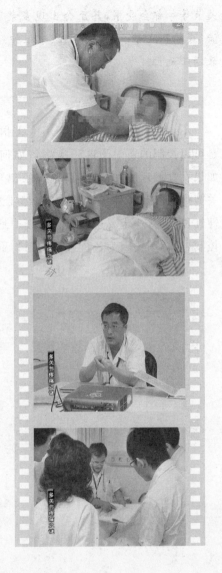

主任医师王鸣：这个病很怪，它的临床表现可以千变万化，有的患者身上一点皮疹都没有，就表现为肾脏损害；有的患者皮疹很多，但并不一定在面颊部，全身其他地方都有；有的女孩子就表现为脱发，或者反复的口腔黏膜溃疡。

由于红斑狼疮属于自身免疫性疾病，所以身体各部位都会表现出相应的症状。

记者：红斑狼疮的典型症状是什么？

主任医师王鸣：典型的红斑狼疮表现为面部蝶形红斑（就是在面颊部鼻翼两侧出现的色素沉着斑，整个斑块的形状像蝴蝶一样），还有皮肤、内脏、关节等等都会受累，甚至会出现多浆膜腔的积液，比如胸腔积液、心包腔积液、腹腔积液等。肝脏、肾脏、中枢神经系统也会出现损害，最后常常会因肾衰竭而死亡。

专家提醒

　　不过红斑狼疮患者也不用太害怕，只要接受规范、科学的治疗，病情还是可以控制的。对于这一疾病该如何及时发现、及时治疗，专家这样提醒：如果女性最近脱发很多，口腔黏膜出现反复的溃疡，或者有不规则的发烧、关节疼痛以及各种各样的皮疹，都要及时到医院去就诊。一旦诊断为系统性红斑狼疮，一定要遵照医嘱有规律地服药，这是治疗的基础。然后是终身控制，千万不要因为各种各样的药物副反应而一味地排斥或者拒绝治疗。

男孩的妇科肿瘤之谜

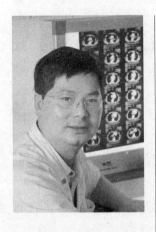

黄常新

　　杭州师范大学附属医院(杭州市第二人民医院)肿瘤科主任、副主任医师、副教授、医学博士、硕士生导师。浙江省医学会肿瘤外科学分会委员、肿瘤学分会委员。擅长于各类恶性肿瘤的综合治疗,尤其是生物治疗达国内领先水平。

身体征兆

　　14岁的少年小明患上了一种怪病,他常常发烧,用什么药都没什么效果。妈妈带着他到处求医,最后竟被查出患上了卵巢肿瘤。男孩怎么会患上妇科肿瘤呢?

分析建议

　　正常情况下,某些胚胎的干细胞以后将分化发育成男性或女性的生殖系统,但在罕见的情况下,这些胚胎干细胞在更早期阶段(即尚未分化到性别可区分阶段)即发生了突变,而其他胚胎细胞则正常发育,于是就出现了男性患上卵巢肿瘤的怪现象。需要说明的是,患者并非长有卵巢,而是长有一团恶性的卵巢生殖细胞。这团细胞在身体发育时常易位到纵隔、肺或腹部,并常常在儿童时期突然发病。

　　这类肿瘤病因不明,可能在遗传基础上与辐射、致畸物有关,故孕前、孕中保健很重要。儿童出现以上怪现象时应及时去肿瘤专科医院或儿童医院治疗。

采访实例

　　小明是个欢蹦乱跳的孩子,但是谁能想到,半年前,这个孩子患上了一种奇怪的疾病。

记者:刚开始有什么症状?

小明妈妈:那个时候是7月中旬,他放暑假住在杭州的爷爷奶奶家,不久就开始发烧了。

小明从小就没有生过什么大病,身体一直很结实,有点发烧,家里人也不太重视,以为只是受了点凉,就找了点感冒药给他吃。

早上吃了药,到了下午,还是没有一点好转的迹象,于是家里人就带他上了医院。

记者:医生检查的结果是什么?

小明妈妈:医生查出来是肺炎。因为他还在发烧,我就带他回家去挂盐水了。

连续挂了5天的阿奇霉素,小明的病不但没有好起来,反而更严重了,这让小明妈妈有点急了。

记者:后来小明又出现什么症状?

小明妈妈:除了发烧外,呼吸也有点困难了,医生让他住院,后来又给他拍片,说他胸腔里面有积水,于是就开始抽水。

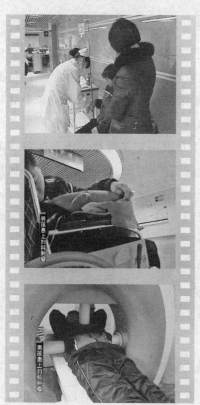

由于小明的病一时不能确诊,小明妈妈只能陪着住院的儿子。后来,小明妈妈看到儿子胸腔里抽出来的不是黄色的黏稠液体,而是血水。这时,小明妈妈已有一种不祥的预感。

记者:当时医生有诊断吗?

小明妈妈:医生看到这个现象,就说有肿瘤的可能性。医生跟我们说,再给他做个增强型CT。

小明究竟患上了什么病?医生只是怀疑,没有下结论。小明妈妈只能耐心等待再次检查的结果。

记者:后来检查结果怎么样?

小明妈妈:检查结果证明医生的怀疑是对的,我儿子有纵隔肿瘤,而且已经比较大了,连心脏都已经移位了。

知道这个结果后,小明妈妈的精神崩溃了,真是晴天霹雳,只不过短短十几天的时间，儿子居然被诊断为纵隔肿瘤。小明妈妈只能终日以泪洗面，但是在小明面前，她还得强忍着痛苦。

记者：当时你的心情是怎么样的？

小明妈妈：那时候我已经控制不住了，眼泪不停地流下来。儿子问我为什么哭，我只能用其他事情搪塞过去。

诊断已经明确了，可是这么小的孩子长了这么大的肿瘤，当地医院的医生处理不了，就建议他们转院。于是一家人一商量，赶紧带着小明去上海求医。

记者：小明是什么时候到上海的？

小明妈妈：7月底到上海，一个星期后就动手术了。

经过6个小时的手术，医生从小明体内摘除了重约1500克的肿瘤，而病理切片结果让医生也感到惊讶，竟然是卵黄囊瘤。

记者：黄医师，卵黄囊瘤是一种什么样的疾病？

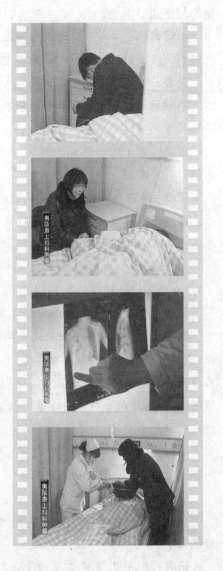

副主任医师黄常新：卵黄囊瘤是一种女性易患的卵巢恶性肿瘤，出现在男性身上的概率是微乎其微的，应该说是千万分之一了。

由于小明在手术后所有的症状都得到了缓解，家里人也就没再深究其疾患病原因，手术后一个星期就带着小明出院了。

记者：手术后，小明恢复得怎么样？

小明妈妈：手术后我就觉得一下子轻松了，因为我的儿子得救了。医生就说他恢复得很好，出院的时候所有的检查都是正常的。

正当全家人都以为小明康复的时候，小明又开始发高烧了。

家里人担心小明病情复发，所以又把他送进了当地医院，可是这一次，

黄常新

男孩的妇科肿瘤之谜

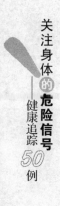
他们却遭到了拒绝。

小明妈妈：当地医院的医生说这种病很少见，也很难治，他们让我们赶快回到上海去，因为病情一拖，就会越来越厉害。

记者：那时小明的身体状况怎么样？

小明妈妈：我儿子的情况越来越差，不能再到上海去了，我只能在浙江省内找医院了。

就在一家子快要绝望的时候，小明妈妈通过当地抗癌协会找到了杭州市第二人民医院。

记者：黄医师，患者刚来医院的时候情况如何？

副主任医师黄常新：这个男孩只有14岁，当时他已经不能走路了，面色很苍白，很消瘦，发着高烧。虽然意识还清楚，也可以说已经生命垂危了。

接诊后，医生给小明安排了一些检查。而这时小明的病情已相当严重了，没有更多时间让医生反复研究了。

记者：黄医师，后来给小明制定了什么治疗方案？

副主任医师黄常新：我把这个病例和省内同行、国内同行也做过一些交流，最后拟订了一个综合治疗方案，热疗是其中的一个主要部分。现在热疗已经发展到精确定位的阶段了，再考虑到和化疗、免疫治疗、生物治疗如何协调的问题，所以在热疗的方案上做了一些精心研究，几种治疗方法联合进行就可以产生1+1大于2的效果。

经过几天的治疗，小明的病情开始稳定，热度也渐渐下降了，小明妈妈的脸上也露出了久违的笑容。

记者：治疗后效果怎么样？

小明妈妈：经过三四天的治疗，他就感觉好多了，已经不发烧了，胃口也好起来了。

记者：黄医师，患者恢复的情况怎么样？

副主任医师黄常新：一个多月后，患者的肿瘤完全消除了，肿瘤相关指标也全部恢复正常了。

现在小明已经基本康复出院了，医生说，接下去小明还要定期回来做一些检查和治疗，平时要坚持服药，要是3～5年内不复发，就算是治愈了。

记者：患者以后还需要进行哪些后续治疗？

副主任医师黄常新：主要是定期复查，做一些必要的辅助性治疗，但这个过程可能要持续好几年。关键就是要注意保持身心健康，要有乐观的情绪，如果发现有异常迹象，就要及早采取措施。

为何男性会患上女性特有的卵巢恶性肿瘤呢？医生说，男性患卵黄囊瘤或者卵巢癌可能与胚胎的发育异常有关。

记者：黄医师，男性为什么会患上妇科肿瘤呢？

副主任医师黄常新：要说这种肿瘤的形成，应该起始于胚胎早期。胚胎发育早期性别还没有分化时就已经有几个细胞发生突变了，但是它潜伏着，等到性别分化好了，孩子生下来以后成长为男性少年了，这个时候它就爆发出来了，形成了卵黄囊瘤。

专家提醒

这类疾病的早期发现还是有一定难度的，但是有一些预防措施还是必要的。预防最主要的是注意要做好孕前、孕期的保健。还有就是有家族史的患者要注意做一些检查。该肿瘤在早期阶段相对容易处理，如可行根治性切除或用介入方法消除。

黄常新

男孩的妇科肿瘤之谜

在突发黄疸的背后

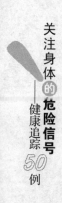

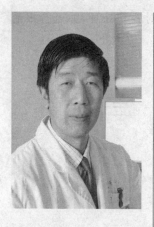

赵国根

杭州市第六人民医院内一科主任、主任医师、教授。从事以乙型肝炎为主的各种传染病的诊治30年,擅长于诊治各种类型的肝炎、肝硬化和肝癌,有丰富的抢救重症肝炎的经验,对各种疑难性黄疸、顽固性腹水的诊断治疗有较深的研究。

身体征兆

64岁的余老师突然发现自己的小便发黄、眼睛发黄,医生诊断他患上了黄疸型肝炎。让他意外的事,当他换了家医院后,医生对他的诊断又有了新的说法。那么,余老师究竟患了什么病?

分析建议

突然发现小便发黄、眼睛发黄,很多人会想到黄疸型肝炎,其实不一定。所以,患者要到医院请医生化验一下血常规、尿常规和肝功能,并进行肝、胆、脾、胰腺等的B超检查。因为黄疸可以分为溶血性黄疸、肝细胞性黄疸、梗阻性黄疸三种类型,不同的黄疸是由不同的原因引起的。

采访实例

2009年的一天下午,正在住院的余老师突然感到忽冷忽热,人有点哆嗦,然后就什么也不知道了,医生马上就将他送到抢救室了。

记者: 赵医师,当时患者的初步诊断是什么?

主任医师赵国根: 根据患者的情况,我当时考虑是感染性休克的可能性最大。这个时候的治疗原则是抗休克、抗感染。抗休克是第一位的,同时进行抗感染治疗。

余老师为何忽冷忽热，并突然发生休克？其实在这之前，余老师发现自己有小便发黄、眼睛发黄已经有一段时间了，去社区医院检查了一下，做了个肝功能，发现 ALT 高了，胆红素也高了。于是就住进了杭州市第六人民医院，准备做进一步的检查。

说起余老师的这个病，还得从 40 多年前说起。

1961 年的夏天，当时只有 15 岁的余老师怀揣着自己的体操梦想来到了浙江体操队，进队后，他一直严格要求自己，刻苦地训练。

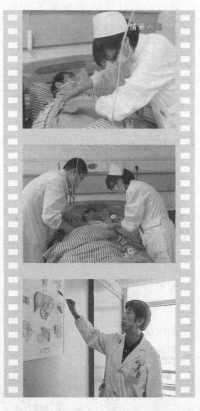

记者：在体操队时，主要训练项目包括哪些？

余老师：1961 年进的浙江体操队，那时候我只有 15 岁。那时我们每天练习双杠、单杠、跳马、鞍马、自由操等项目。

当时的余老师对自己有着很高的要求，他想有一天能代表国家参加比赛，所以训练起来特别刻苦。可是偏偏在一次选拔赛的前夕，意外发生了。

记者：当时发生了什么情况？

余老师：在 1972 年的一次训练当中，从吊环上面掉下来，颈部触地造成高位截瘫。

从那以后，余老师只能在轮椅上度过后半生。但他并没有放弃自己的事业，而是开始从事体操技术的研究，空余时间也不忘锻炼身体。时间过得很快，余老师在自己的岗位上兢兢业业地工作了 37 年。就在几个月前，余老师要负责一项比赛的指导，高强度的工作，使他身上出现了一些异常症状。

记者：您感觉到身体明显不适？

余老师：5 月份开始，工作相当紧张，平均一个多星期就要组织一项比赛，我感到很疲劳，由于胃口不好，晚上睡不好，精神有点委靡，小便颜色有点发黄。

正巧这时，余老师的妹妹从家乡来看他，看见哥哥这样，就赶紧劝他去医院。第二天，余老师就到社区医院做了个普通的血检，主要是肝功能。

记者：当时的检查结果怎么样？

余老师：化验单出来以后，我一看 ALT 高了，胆红素也高了，蛋白也倒置了，我当时有点怀疑。

会不会是医院将化验单搞错了？余老师不相信自己突然得了黄疸型肝炎，于是就让妹妹带上自己的化验单，找到了杭州市第六人民医院的专家。

记者：您看到这张化验单时，是怎么认为的？

主任医师赵国根：我看了这个化验单，就问：患者为什么自己不来？她跟我讲，患者是个高位截瘫的残疾人。我说让他先来住院，我们再给他查一下，他当天下午就进来了。

让余老师感到庆幸的是，经过一番检查后，医生对他的疾病有了新的解释，这也让他看到了新的希望。

记者：医生检查后是怎么说的？

余老师：医生和我妹妹说，这个患者的肝是有问题，但他的主要问题不在肝，而是在胆。

主任医师赵国根：根据患者的情况和初步的化验结果，我们判断这是胆道堵塞引起的黄疸。

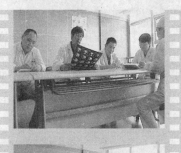

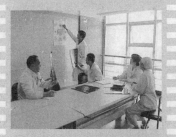

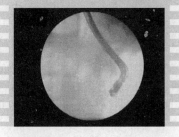

医生对余老师疾病的判断让他松了一口气，但接下去又很快让他紧张起来，因为有的胆道堵塞也是十分麻烦的。

主任医师赵国根：我担心这个阻塞是癌症引起的，毕竟患者已经 64 岁了，肿瘤的原因总要考虑的。

第二天，余老师接受了进一步的检查，检查后不久，余老师突然感到一会儿冷一会儿热，人有点哆嗦，不一会儿就失去知觉了。

内科医师毛力：患者突然出现寒战、高热，体温最高的时候达到 41℃ 以上。到下午 5 点钟左右，他的血压只有 60/30 毫米汞柱了，说明发生了感染性休克。

经过两个多小时的全力抢救，余老师的病情终于慢慢稳定下来了。第二天,余老师的生命体征基本上正常了,医生又马上给他做了B超、CT。

记者: B超、CT的检查结果怎么样?

主任医师赵国根: B超、CT的检查结果进一步明确了胆总管阻塞的诊断,就是壶腹部的胆道被结石堵住了,造成了阻塞性黄疸,进一步发展为化脓性胆管炎、感染性休克、败血症。

原来造成余老师突然寒战、发热和昏迷的罪魁祸首是胆管结石。

主任医师赵国根: 患者特殊的地方,一个是体温很高,主要是由于他胸部乳头以下的皮肤出不了汗;另一个是由于高位截瘫,对胆道结石没有疼痛感,医生和患者都不易及时观察到胆管堵塞时的一些临床表现。

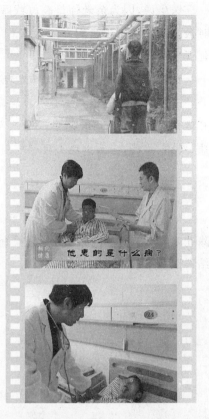

医生说,由于余老师的身体情况比较特殊,要做取胆管结石的手术有很大的风险,于是,医院组织各科医生对他的疾病进行了会诊。

记者: 赵医师,需要对患者采取哪些治疗方法?

主任医师赵国根: 这个患者开刀的风险极大,因为有高位截瘫,所以麻醉关也过不了。同时患者还有感染性休克和败血症,这种情况下开刀是很危险的。

经过会诊,医生决定对他采用一种对身体的伤害较小的内镜手术。

记者: 赵医师,手术顺利吗?

主任医师赵国根: 通过经内镜逆行胰胆管造影术(ERCP),从食管、胃,到十二指肠的乳头部,把这个地方稍微切开点,把石头取出来,石头取出来以后梗阻就消失了,其他问题也就迎刃而解了。

回想起这次生病的整个过程,余老师到现在还有点心有余悸,他说他就像去鬼门关走了一趟。

记者: 术后恢复得怎么样?

余老师: 手术以后,医生给我做了检查,发现胆管通了,黄疸也没有了,ALT也正常了。

赵国根

在突发黄疸的背后

医生说，因为余老师是高位截瘫患者，所以在胆石症的发病初期没能及时被发现。但对于我们一般人来说，患了胆石症，就应该及时上医院，以免延误了治疗。

记者：赵医师，如何能及早发现这种疾病？

主任医师赵国根：胆囊的功能储存胆汁，要是胆囊里面长了石头，就有可能掉到胆总管里面，把胆道的通路给堵住了，这个时候就有可能出现腹痛、发热、黄疸，甚至出现上腹部绞痛，这种情况就要考虑有结石的可能性。

专家提醒

如果要预防这类疾病，平时要适当多吃素菜，多喝水，吃得清淡一点。除此之外，每年做一次腹部 B 超检查还是非常重要的，B 超可以发现有没有结石以及结石的大小。

宝宝突发黄疸的元凶

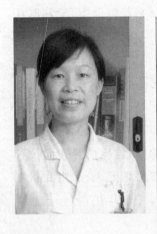

潘红英

杭州市第六人民医院内四科主任、主任医师、教授、硕士生导师，浙江省医学会医学病毒学分会委员。擅长于急慢性肝炎、肝硬化、重型肝炎、药物性肝炎及脂肪肝的诊治。

身体征兆

5岁的宝宝是全家人的开心果，可是突然有一天，宝宝不吃不喝，还出现了上吐下泻。吐了几回以后，宝宝的眼睛和脸就变得蜡黄蜡黄的。不久前还好端端的宝宝究竟怎么了？

分析建议

要了解宝宝近几天内吃过什么食物或药物，还有哪些不舒服；还要了解宝宝大小便的情况，比如小便的颜色有没有变化等，同时停用可疑食物，并及时送医院进一步查明原因。

采访实例

5岁的宝宝一直在爸爸妈妈、爷爷奶奶的呵护下健康地成长着，可是，2009年12月的一天，宝宝不再笑了，突然又吐又拉，吃不下饭，并且眼睛和脸色变得蜡黄，这可把一家人急得团团转，他们赶紧把宝宝送到杭州市第六人民医院。

记者：患儿刚来医院时情况怎么样？

主任医师潘红英：从门诊收进来的时候，患儿比较烦躁，心率也比较快，大约为150～160次/分，并且有黄疸，还有重度贫血。

潘红英

宝宝突发黄疸的元凶

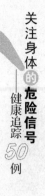
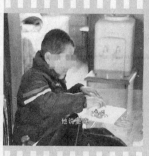
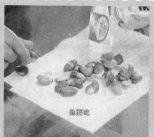
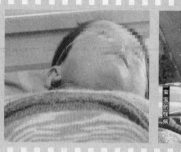

宝宝究竟怎么了？为什么会突然出现这么多的异常情况？

据宝宝的奶奶说，宝宝从小就由她照料，一直以来都很健康，没发现有什么异常的情况，但从去年12月起，宝宝突然出现了一系列奇怪的症状。

记者：宝宝出现了哪些症状？

宝宝奶奶：开始是拉肚子，而且脸发红，然后就吐，吐了两回后脸就发黄了。

当时正值冬季，外面风很大，所以刚开始家里人以为宝宝可能是受凉感冒了，于是就给他喂了感冒药。感冒药吃下去好一会了，宝宝的异常症状不但没有好转，反而更加严重了，这下子可把一家人给急坏了，于是他就心急如焚地带着宝宝去了当地医院。

记者：检查结果怎么样？

宝宝奶奶：那个老医生说，黄疸偏高，可能是黄疸型肝炎。

对这样的检查结果，宝宝家里人一时无法接受，因为包括奶奶在内，家里人都没得过肝炎。宝宝一直由奶奶照料，怎么会得黄疸型肝炎的呢？

记者：你们当时是怎么想的？

宝宝奶奶：宝宝怎么会得黄疸型肝炎呢？我们觉得很奇怪。他妈妈难受死了，饭也吃不下了。

一家人都为宝宝的病感到奇怪和不解，而宝宝的病情还在不断加重，没有胃口，吃了就吐，也没有力气，于是当地医院的医生建议他们赶紧带着宝宝到肝病专科医院去诊治。就这样，一家人带着宝宝赶到了杭州。

记者：当时患儿的情况怎么样？

主任医师潘红英：当时患儿的总胆红素有257/微摩尔，门诊以"黄疸待查"收住入院。体格检查发现患儿的巩膜、全身皮肤都是黄的，且有重度贫血，脾脏也偏大。

为了尽快确诊宝宝的病情，医生马上为宝宝安排了各项检查，包括验

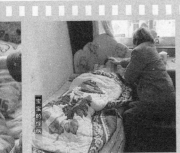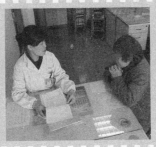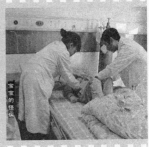

血、验小便、量体温等。

记者：潘医师，患儿检查结果怎么样？

主任医师潘红英：在急诊室给患儿做了个血常规和肝功能。胆红素检查发现以间接胆红素为主，我们考虑有溶血性贫血的可能。血红蛋白只有43克/升，提示有严重贫血。

根据宝宝表现出来的症状以及多项检查结果，医生一时也难下结论，这时的宝宝已经非常虚弱，并出现了昏迷的情况，一家人的心顿时都提到了嗓子眼，非常着急。后来通过深入细致的了解，医生有了新的重要发现。

记者：潘医师，后来又有什么新发现？

主任医师潘红英：溶血的表象有很多，其中食物、药物都有可能引起溶血，于是我们就问孩子的奶奶，近期有没有给宝宝吃过什么东西。

宝宝的奶奶通过回忆，向医生一一介绍了宝宝在发病前吃过的食物。

记者：发病前您给宝宝吃了些什么？

宝宝奶奶：那天他妈妈买了些蚕豆，煮熟了以后，我就给他吃了一点，他妈妈下班回来后又给他吃了一点。

蚕豆，这个看似平常的食物，难道和宝宝的病会有联系吗？医生说，很有可能。

记者：潘医师，蚕豆跟这个病会有什么联系？

主任医师潘红英：这样我们就考虑这是蚕豆病。如果孩子的体内缺乏6-磷酸葡萄糖脱氢酶的话，吃了蚕豆就可以引起急性溶血性贫血，俗称蚕豆病。

宝宝的病终于得到了确诊。难道这小小的蚕豆，居然有这么大的威力，能够让一个原本活泼可爱的孩子患上这么严重的疾病？对于蚕豆病这个名称，宝宝的家人过去从没听说过。

蚕豆病是一种6-磷酸葡萄糖脱氢酶（G-6-PD）缺陷所导致的疾病。

潘红英

宝宝突发黄疸的元凶

由于患儿存在遗传性的G-6-PD缺陷，所以食用蚕豆后会发生急性血管内溶血，从而出现呕吐、腹泻、腹痛，并有肝脏肿大、肝功能异常。约50%的患者会出现脾脏肿大。严重者可出现昏迷、惊厥和急性肾衰竭。若抢救不及时，患儿可在发病1~2天内死亡。

记者：确定了诊断以后，如何对宝宝进行治疗？

主任医师潘红英：第一是输血；第二是用激素；第三是碱化尿液，防止患儿出现肾小管酸中毒；第四是用利尿剂促使排泄；第五是补充液体，防止发生肾衰竭，主要措施是这几方面。

经过一个晚上的抢救，宝宝的病情终于好起来了。

主任医师潘红英：患儿的病情来势很凶猛，但经过我们积极的抢救后，好起来也非常快。他的血红蛋白已经到了80克/升，输血也已经停止了，再过几天就可以出院了。

宝宝终于脱离了危险，身体状况也很快得到了恢复。但对于宝宝为什么会患上这样的病，宝宝的家里人还是疑惑不解。

记者：宝宝为什么会发生蚕豆病呢？

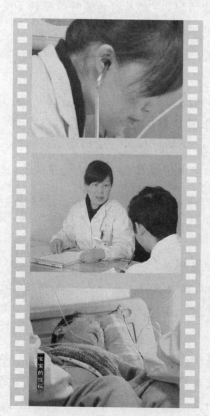

主任医师潘红英：蚕豆中含有大量大巢豆素、异丙眯和蚕豆嘧啶，有人认为大巢豆素可产生自由基，和蚕豆病的发病有关。但同一地区6-磷酸葡萄糖脱氢酶缺陷者仅部分人发病，且发病程度与食豆量不一定成比例，一般来说儿童常见。

医生说，通过这次发病也提醒了宝宝的家长，今后不可以让宝宝再吃和蚕豆有关的一切食物，要是不小心误食了，就会再次发病。

医生通过了解知道，原来宝宝的妈妈是云南人。据相关数据显示，云南贵州一带有不少人带有6-磷酸葡萄糖脱氢酶缺陷的基因。医生还说，这个病和黄疸型肝炎虽然都会表现出黄疸，但还是能够区分开来的。

专家提醒

一般来说，病毒感染性疾病如急性甲肝、乙肝或戊肝，是很容易出现黄疸的，但血红蛋白不会这么明显地下降，而6-磷酸葡萄糖脱氢酶缺陷引起的蚕豆病表现为急性溶血性贫血，故血红蛋白下降较明显。治疗蚕豆病的关键是早期确诊，早期采取相应的措施。

健康小贴士

蚕豆病是6-磷酸葡萄糖脱氢酶缺陷病的俗称。这是一种遗传性疾病，患儿平时跟正常孩子一样，没有外貌上的异常改变，也不出现任何症状。但是，一旦遇到偶然的机会，如吃蚕豆或服用某些药物(如喹啉类、呋喃类、磺胺类、解热镇痛药、水溶性维生素等)时，便会引起急性溶血现象。这种溶血性贫血发病很急，进展也非常快，目前还不能用药物根治，所以不能让患儿吃蚕豆，同时避免服用上述药物。

潘红英

宝宝突发黄疸的元凶

来势凶猛的腰背痛

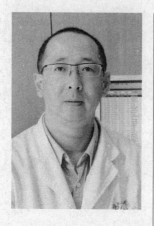

黄 强

浙江省人民医院血液病科主任、主任医师、教授、硕士生导师，浙江省医学会血液病学分会常务委员。擅长于恶性淋巴瘤、骨髓瘤、白血病、MDS、再生障碍性贫血及出凝血疾病的诊治和造血干细胞移植术及细胞免疫治疗。

身体征兆

身体一直很健壮的老于，有一天突然感到后背有点疼，而三个月后，随着病情的发展，他竟然连路都走不了了。老于到底怎么了？

分析建议

患者应该马上去医院看病，同时注意对身体的保护，避免进一步的伤害（在家人的陪护下，躺在担架上送医院）。

采访实例

2007年4月，浙江省人民医院来了位特殊的患者，他神志清楚，但全身不能动，被家属抬着进了门诊室，嘴里还在不停地喊疼。

这个患者就是老于，当时他脖子以下的部位都不能动了，别人稍微碰他一下，都会使他疼得龇牙咧嘴。这个患者究竟怎么了？是什么原因使他全身疼得这么厉害？在场的其他人都感到很奇怪。

记者：黄医师，患者刚送来时情况怎么样？

主任医师黄强：患者是从其他医院看过之后转到我们医院来的。当时他的情况比较差，是躺在担架上送来的，表情很痛苦。

通过 CT 等检查，医生发现老于的胸椎有五处发生压缩性骨折，腰椎、两侧肋骨也有压缩性骨折，头颅骨像被虫子咬过一样，到处都是一个一个的小圆洞。可见，老于的身上的骨头几乎没有一处是好的，从头颅到腰椎，都受到了不同程度的侵蚀。是什么东西在侵蚀他的骨头？这还要从三个月前老于第一次发病时说起。

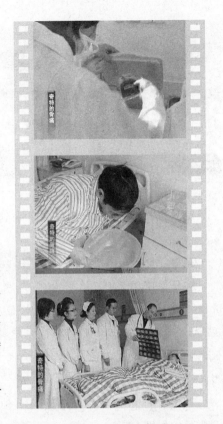

2006 年 12 月的一天，正在搬东西的老于突然感到后背一阵酸痛，他赶紧放下东西，贴上止痛膏，休息了一会就没事了。然而没过多久，老于就发现，只要一干活，他的后背就会酸痛起来，休息一会儿酸痛又消失了。

老于：开始以为可能是腰背部扭伤了，没考虑到其他。

本来以为没什么大问题，可能是年纪大了，身体变虚弱的缘故。但让老于没料到的是，一个月后，他背部酸痛的症状逐渐加重，而且是越来越厉害。渐渐地，不管他在干活还是在休息，酸痛都会一阵阵地袭来，而且疼痛很快从背部延伸到了腰椎部，程度也变得越来越剧烈，经常疼得他连站都站不起来。

记者：去医院治疗过吗？

老于：推拿、针灸什么的都做过，根本不起作用。

用了各种治疗方法仍然不见效果，老于和家人有点急了。接下来出现的情况让老于和他的家人更加紧张不安了——他居然连站也站不起来了，而且全身都不能动，只能躺在床上。即便这样，疼痛还是在一直折磨着他。

老于：治疗不起作用以后，听说嘉兴武警医院骨科治这种病效果不错，准备去那里试试看。

老于很快被家人送到了嘉兴武警医院，想让那里的骨科医生给他治一治。然而医生给老于做了检查后告诉他，这个病不是一般的骨科疾病，让他赶紧去大医院的血液病科看一看。听医生这么说，老于就纳闷了，自己明明是骨头痛，为什么要去血液病科看病？难道自己的病另有隐情？

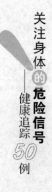
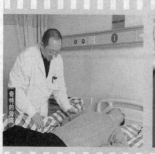
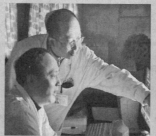
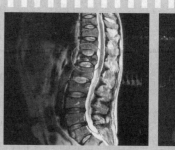

就这样,老于在家人的陪同下来到浙江省人民医院,找到了血液病科的黄主任。

记者: 黄医师,老于到底患了什么病?

主任医师黄强: 患者进来之后,根据先前的情况,我们给他进行了血液、骨髓检查,根据检查结果,我们确诊他得了多发性骨髓瘤。通过 CT 片子发现,患者的头颅、肋骨,还有脊柱当中的胸椎、腰椎,都受到了骨髓瘤细胞的侵润、破坏,有的地方还发生了压缩性骨折。头颅骨被侵蚀成圆形或者类圆形的一个个小洞。

老于的病情连医生也大吃一惊,他全身的骨头已变得千疮百孔,到了非常严重的程度。

多发性骨髓瘤是骨髓内浆细胞异常增生的一种恶性肿瘤,由于骨髓中有大量的异常浆细胞,引起溶骨性破坏;又因血清中出现大量的异常单克隆免疫球蛋白,尿中出现本周蛋白,引起肾功能损害、贫血、免疫力异常。多发性骨髓瘤以 IgE 型最为罕见,而老于正是这一型。

专家说,IgE 型多发性骨髓瘤自 1967 年瑞典首次发现以来,国外至今共发现约 40 例,国内只有五六例。这个病的死亡率极高,平均生存期只有 1 年。

对老于来说,医生的话无疑是当头一棒,他做梦也没想到,这个非常罕见的疾病偏偏让自己给碰上了,而且已经病得很严重了。

老于的病太特殊、太罕见了,这样的病医生连看都没有看到过,更不要说治疗了。但时间不等人,老于的病情随时都可能恶化,于是,医生们立即进行了会诊,并在参考了国内外资料后,最终确定了一套治疗方案。

记者: 黄医师,你们打算怎么治疗?

主任医师黄强: 压力是比较大,因为 IgE 型骨髓瘤我们也是第一次碰到,所以我们查了很多文献。我们的目的是尽量延长患者的生存期,所以我

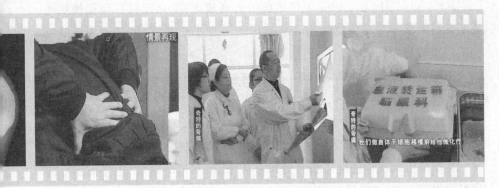

们给他用了 DVDT 化疗,争取在做完六个疗程之后再考虑做自体造血干细胞移植。

所谓干细胞移植,就是首先利用血细胞分离机把患者体内的造血干细胞采集出来,然后把它冻存在−196℃的液氮中。到了移植那天再把它拿出来,放到37℃的水里面进行复温,最后再通过中央静脉回输给患者。但是在移植之前,患者必须先进行化疗,将体内的肿瘤细胞清除干净。

但是医生告诉老于,干细胞移植前的大剂量化疗有很大的风险,因为做完这个化疗以后患者的免疫力非常低,稍微不注意就可能发生感染,而这时的感染往往是致命的。

主任医师黄强:风险是很大的,比方说一下子发生过敏性休克了,可能就要抢救了,这是第一个。第二个就是化疗的毒副作用除了恶心、呕吐等消化道反应外,骨髓抑制也是很明显的,此时粒细胞、血小板都会减少,就很容易发生感染和出血,如果感染严重会得败血症,甚至引起死亡。

虽然大剂量的化疗会给患者致命的打击,但是要想移植干细胞,就必须先通过化疗把体内的肿瘤细胞清除干净。为了治病,老于只能受点苦了。然而医生正要给他做干细胞移植前的大剂量化疗时,新的问题又出现了。

主任医师黄强:这个患者有十多年的肺结核史,从 X 线片上可以看到,患者的肺部有很多空洞,纤维化范围也比较广。万一做移植时肺结核复发的话,控制不好,等于让他送命。

原来,十多年前,老于曾经患过肺结核,虽然后来控制了,但是很有可能在化疗之后又复发了。这太冒险了,医生也不敢担保。这时候一言不发的老于说话了:"就算有再大的风险,我也要闯一闯。"

主任医师黄强:后来我们请了呼吸科专家会诊,认为这些空洞可能是疤痕造成的。另外,这个患者的求生欲望非常强烈,虽然对移植的毒副反应已经很清楚了,他也愿意承担这些风险。

黄强

来势凶猛的腰背痛

2008 年 11 月,老于接受了移植前的大剂量化疗,化疗以后他很快被送进了无菌要求非常高的层流室。虽然医生一直小心翼翼,但是老于还是发生了严重的毒副反应。

王仕医师黄强:以前我们做了那么多次 DVDT 化疗,他的消化道反应我们都能用药控制,但是这次他的反应很厉害,尽管用了大量止吐药物,他还是吐了八天八夜,什么东西都吃不下,后来黄疸也高了,肝功能也不好了。我们也很紧张,因为这才第一关就出问题了,后面的骨髓抑制期怎么办?

化疗的毒副反应把老于折腾得死去活来,但幸运的是,医生先前担心的情况并没有出现。11 月 10 日,医生给老于做了干细胞回输。

记者:效果怎么样?

主任医师黄强:11 月 10 日回输了干细胞,11 月 25 日出仓,28 日患者就回家了。

干细胞移植取得了成功,老于的身体很快康复了。两个月后他回到医院复查,结果显示情况很稳定。但是医生告诉他,近期仍要注意,一定要避免感染,并且要每三个月到医院复查一次。

主任医师黄强:这个病很有可能会复发的,因为无论是骨髓瘤还是淋巴瘤,到目前为止我们还不可能彻底治愈,我们只能做到延长患者的生存期,延得越长越好。IgE 型的历史告诉我们,患者的生存期超过 24 个月的都很少,这个患者已经 20 个月了,说明情况还可以。

老于的病虽然目前控制得比较好,但是恢复还需要很长一段时间。

专家提醒

从预防来说,第一,对于辐射要特别小心,尽量不要接触有辐射的东西。比方说家里装修的时候,大理石、花岗岩就可能含有氡,应尽量少用或不用。另外,坐便器、洗脸盆等陶瓷也有可能含有放射性元素,买的时候最好看一下有没有认证的,如果有认证的你再购买。第二,要小心苯。我们生活当中可能经常接触到苯,再好的绿色(环保)油漆,还是能闻到一些苯的味道的。还有一些染发剂中也可能含有苯,经头皮吸收后就进到体内去了,十年二十年以后疾病就出来了。第三,就是要注意预防免疫性疾病,但是这个做起来比较难。

"木头人"之谜

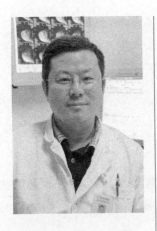

童培建

    浙江省中医院骨伤科主任、主任医师、教授、博士生导师，浙江省医学会骨科学分会副主任委员，创伤医学分会副主任委员。擅长于股骨头坏死、关节炎、脊柱疾病的诊治，率先开展人工关节置换、微创关节置换、膝关节单髁置换、多关节同期置换、颈腰椎微创手术。

身体征兆

    年纪轻轻的姚先生，全身多个关节出了问题，不仅站立发生了困难，而且一旦上了床就难以下床，感觉自己整个腰椎、髋部什么的都僵直了，整个人很难弯腰转身，就像个"木头人"一样。姚先生究竟患了什么病？

分析建议

    年轻男性，全身多个关节僵硬，尤其是腰椎、髋部僵硬难以弯曲，需要高度怀疑强直性脊柱炎的可能。应该尽早去医院，做相关检查，以早期诊断、早期治疗。

    平时需要密切关注身体出现的各种警示信号，如早晨醒来时，腰部有无僵硬感，腰椎、胸椎、颈椎的活动能力是否逐渐下降，胸廓的扩张程度是否变化，骶髂关节有无疼痛等等，尤其是到下午活动后症状会有所改善，这些都是强直性脊柱炎的典型表现。

采访实例

    才30多岁的姚先生，由于全身多个关节僵硬，站立行走都发生了困难。让他最难受的是睡

童培建

「木头人」之谜

167

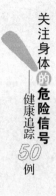

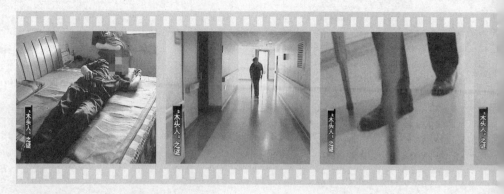

觉,不是上不了床,就是下不了床。

　　记者:姚先生,你是怎么发病的?

　　姚先生:以前是关节痛,到后来关节僵直了就不痛了,但是人也动不了了。现在我好像一个"木头人"一样,关节弯都弯不过来。

　　一些大家做起来很简单的弯弯腰、扭扭身子、屈屈腿这样的动作,对姚先生来说已难以完成。

　　记者:你的症状是什么时候开始出现的?

　　姚先生:我在上初中的时候(十四五岁)就发现两个膝关节胀痛难受,后来一下子都肿起来了,里面还有积水。

　　据姚先生回忆,当时经常感觉双腿的膝关节肿胀难受,以后慢慢地肿胀得越来越厉害,前去就医时,医生还给他抽掉过好多积水。

　　记者:当时医生是怎么说的?

　　姚先生:医生跟我说,是风湿性关节炎。挂了几天盐水,就好一点了,可是它断不了根。后来,两个髋关节也不好了。

　　在膝关节反复肿胀、疼痛之后,姚先生感到两侧的髋关节也有疼痛不适,但还可以忍受,毕竟走路、骑自行车都没问题。但到了2003年,姚先生20多岁的时候,由于髋关节十分疼痛,几乎到了难以站立的程度,他每天只能坐着,这样髋关节才会感觉舒服点。

　　记者:有了这个病以后,你平时有什么不便吗?

　　姚先生:我是坐着干活的,但是坐久了关节就不行了。吃了药以后关节痛会好一点,但是活动还是不行。

　　实在疼痛难忍的时候,姚先生就靠吃止痛药来缓解。但止痛药治标不治本,药性一过,又是老方一贴。

　　为了减轻疼痛,姚先生尝试着拄着拐杖走路,这样髋关节的疼痛会好很多。但几年后,这一招又不灵了。

　　记者:那你就一直这么坐着?

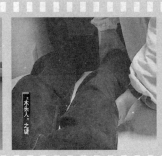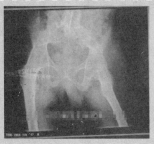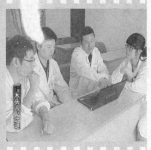

姚先生：后来我就是挂两根拐杖也走不动路了，整个腰椎、髋骨什么的都僵直了，怎么也弯不过来。

这时姚先生的关节疼痛似乎有所减轻，但浑身上下的骨关节却变得越来越僵硬，连弯腰屈腿都难以做到。他说他简直就像个木头人一样，生活不能自理，只能无奈地整日躺在床上。

姚先生曾长时间服用治疗关节炎的药物，但一直不见效，经过多方求医，病情还是越来越严重，于是他怀疑自己患的不是一般的关节炎。后来，姚先生通过打听，决定到浙江省中医院来求医。因为这时他已经不能活动了，所以只能躺在担架上让人抬过来。

记者：童医师，当时患者是怎么个情况？

主任医师童培建：我们一看，他的双侧髋关节已经完全强直，不能动了。这是典型的强直性脊柱炎。

强直性脊柱炎属于自身免疫性疾病，其病因尚不明确，病变常累及骶髂关节，引起脊柱的强直和纤维化；也可引起不同程度的眼、肺、肌肉、骨骼病变。本病常见于16～30岁青年人，以男性为多见。

记者：童医师，患者会出现哪些症状？

主任医师童培建：开始是有僵硬的感觉，尤其是早晨醒来的时候感觉到腰部很僵硬，接着，腰椎、胸椎、颈椎的活动能力下降，胸廓的扩张度也会下降，如果胸廓的扩张度小于2.5～4厘米，那就要考虑这个病。有时候还可以表现为骶髂关节疼痛（屁股疼痛），尤其是到下午活动后能够改善一点，就越加要注意。除此之外，也有许多患者的表现不典型，因此这类疾病很容易误诊。

专家说，出现以上症状时，可以到医院做一些检查，如果血沉、C反应蛋白等有阳性变化，就要引起高度重视了。

记者：姚先生的病情到了什么程度了呢？

主任医师童培建：他的身体条件比较差，有贫血，人也瘦得皮包骨头，身

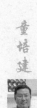

童培建

「木头人」之谜

169

体抵抗力也差,还有很多内科的问题,如果早期能够采取比较好的措施,那么现在可能都会好一点。他先是经历股骨头坏死,然后是关节间隙狭窄,最后关节完全僵硬。到了这个时候,单纯的内科治疗就比较困难了。

根据姚先生的情况,单纯靠免疫抑制剂和生物制剂等药物治疗,显然已无法改善他的站立、行走问题。

经过会诊,医生为姚先生实施了人工髋关节置换手术。

记者:手术后有好转吗?

姚先生:现在稍微能弯下腰,但弯得厉害不行。药还是天天都在吃,因为这个病不是仅仅换了一个髋关节就会好的,所以要常年吃药。

医生说,通过手术,姚先生站立、行走的问题能逐渐得到改善,但是他的强直性脊柱炎仍然存在,还需要长期接受药物治疗。

记者:除了生活上的注意事项外,还有什么要注意的吗?

主任医师童培建:还要用药物来控制它,包括消炎镇痛药、免疫抑制药

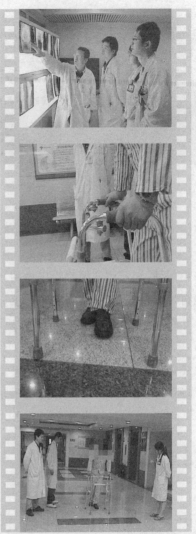

等,还可以加上一些中药,这样可以使疾病向好的方向发展,或者说不让它加重。

由于许多患者在疾病初期并未引起重视,常导致疾病治疗的延误。

专家提醒

对于一些有家族史的患者,首先要引起警惕,经常去查一查有没有这方面的问题。有原因不明的腰酸背痛的,尤其是在刮风下雨的时候经常腰酸背痛的人,要引起重视。平时如果出现关节的症状、腰部的症状、颈部的症状,要到医院里做些检查,看看有没有这方面的问题,这样的话还就可以避免疾病发展到严重的程度。另外,对于早期强直性脊柱炎患者,需要增加营养,加强锻炼,提高自身的免疫力。

他的腿终于保住了

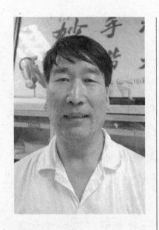

张 春

浙江省立同德医院
骨伤科主任、主任医师，
浙江省医学会理事、显
微外科学分会主任委
员、骨科学分会委员、手
外科学分会常务委员。
擅长于肢体严重创伤后
复杂复合组织缺损的修
复与功能重建、用微创
手术治疗腰椎间盘突出
等。

身体征兆

一场车祸，造成小胡的右小腿粉碎性骨折，还
伴有大面积的皮肤肌肉缺损。急诊手术后，他的
伤口一直没愈合，感染得不到控制，每天有脓液渗
出，肌肉骨组织进一步坏死。这可把小胡急坏了，
一般这样的情况需要做截肢，因为再不处理就会
危及生命。这可怎么办？

分析建议

很明显，患者存在三个问题，第一是组织缺
损，第二是感染，第三是骨折不愈合。要想使肢体
恢复良好的功能，必须尽快去专业医院进行正规
治疗。

采访实例

2007年9月的一天，小胡的母亲焦急万分地
等候在医院的手术室门口，因为，这时小胡正在进
行手术。小胡的右小腿已被一辆汽车撞得一片血
肉模糊，小腿下段有严重的开放性、粉碎性骨折，
伴有骨和软组织的缺损。虽然在当地医院经历了
两次手术，但是小胡右小腿的情况并没有得到很
大改善，能保住右腿的希望越来越小，而一旦截

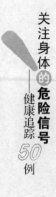

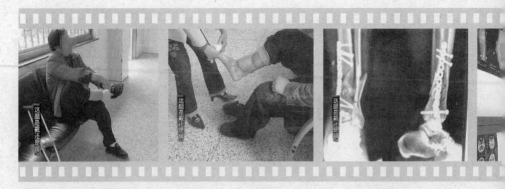

肢,会给小胡带来很大的身心伤害。所以此时家人最希望的就是他的右腿能够保住。他们通过多方打听,来杭州求医。

记者: 张医生,当时小胡的病情如何?

主任医师张春: 患者的右小腿有很多脓,还有发烧。当时的诊断是右胫骨中下段开放性、粉碎性骨折,而且是三C型。

胫骨开放性骨折可分三种类型,其中三型是最严重的,即开放性骨折伴广泛性软组织损伤,通常还有血管损伤及严重的创口污染。医生说,由于小胡的右小腿受伤严重,加上当地医院的手术处理没能制止他的伤口恶化,这时小胡右小腿的伤情已到了最严重的程度。

记者: 什么是三C型?

主任医师张春: 是小腿开放性骨折中最严重的一种类型。三C型就是有截肢的适应证,这腿可能就保不住了。

主任医师张晓文: 从当地医院转过来之后,我们从病历中看到,当时在清创术后做了个血管神经探查和吻合术,所以当时就已经存在截肢的可能性了,因为胫后神经损伤已经很明确了。

经过细菌培养,医生还发现,小胡的腿部有两种细菌感染,一种叫阴沟肠杆菌(常见于沟渠旁边,存在于人和动物的粪便、泥土和植物中),另一种叫绿脓杆菌(常见于泥地中,能引起化脓性病变,感染后,脓汁和渗出液等呈现绿色),如果任其发展,不仅右腿保不住,还会危及生命。

主任医师张晓文: 患者有全身的菌血症、败血症,并出现了感染性休克,所以我们对于保肢和截肢的选择很慎重。我们必须以挽救生命为主,其次才是挽救肢体。

小胡面临右小腿坏死,并危及生命的危险,而这时,小胡的家里人还是极力要求医生保住他的腿。那么医生该怎么办?是截肢,还是住他的腿?

小胡的右小腿已发生严重感染,并已危及生命,这时,医生处于两难的

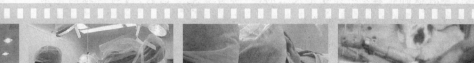
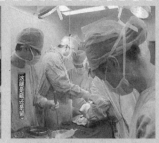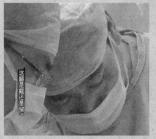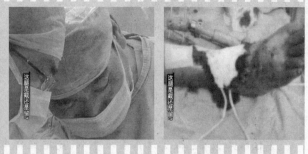

选择:若要保住他的右小腿,必然带来很大的风险;要是截肢,对这位年轻人来说又太残酷了。有没有更好的办法了呢?

主任医师张春: 因为患者年纪很轻,才 27 岁,锯掉腿以后要安装假肢,所以无论从心理上还是生理上来说,都会带来很多问题。

记者: 小胡一定要做截肢吗?

主任医师张春: 首先,病人有意愿;其次,患者是符合截肢的适应证的;第三,如果不锯小腿的话,大腿就没有保住的可能;第四,医生的技术水平和医院的条件是否允许。

由于小胡的伤情比较复杂,经过会诊,医生决定先给他做分期手术,力争保住他的腿。首先把小胡坏死的创面和骨腔里面的脓全部清理干净,不过这时如果马上行软组织修复的话,风险很大,于是,医生接着使用了负压引流技术。

记者: 什么是负压引流技术?

主任医师张春: 先把创面和外界隔绝掉,再把坏死、液化的组织吸出来,最后在创面上贴一层膜,这个膜贴上去以后可以促进肉芽生长。

这次手术之前,由于小胡的右小腿内还有碎骨头残存,医生再次进行了清创。两个星期之后,他的创面终于逐渐露出新鲜的肉芽,感染也基本上得到了控制。

记者: 下一步怎么办呢?

主任医师张春: 接下来就给他做皮瓣。因为这个皮瓣是全层的,所以从他的小腿后侧切取。这个皮瓣,我们叫腓肠神经营养血管肌皮瓣。

医生先将小胡的皮和肉补上去,当伤口愈合以后,还要进行植骨。医生从小胡身体的其他部位截取了一些骨头,并加进了一部分含有抗生素的人工骨。

记者: 小胡的植骨手术是怎样进行的?

张春

他的腿终于保住了

173

主任医师张春：一部分是人工的，一部分是他自己的，因为缺损的范围太大了，只有通过补充才能修复。

最后一次手术之后，小胡的骨头全部被接上了，随后，就开始接受恢复性训练了。

如今，距离最后一次手术已经有一年多了，虽然小胡的右腿还有些肿胀，但是已经可以下地行走了。

记者：手术后的小胡能正常走路吗？

主任医师张春：做了这么多次手术，走路还得有个适应过程，开始还是要借助于拐杖。另外，随着侧肢循环的建立，他的腿肿也会消退的。

医生说，经过恢复期的训练后，小胡应该能恢复正常行走的功能。

专家提醒

当骨折发生以后就要进行临时固定，可以拿一根木棍或硬纸板等简易的东西做个临时固定，这是非常重要的，可以避免在移动过程中损伤到血管神经，引起继发性损伤。

健康小贴士

站或坐，姿势要正确，做到"站如松，坐如钟"，胸部挺起，腰部平直。脊柱不正，会造成椎间盘受力不均匀，是造成椎间盘突出的潜伏根源。同一姿势不应保持太久，适当进行原地活动或腰背部活动可以解除腰背肌肉疲劳。另外，锻炼时压腿、弯腰的幅度不要太大，否则不但达不到预期目的，还会造成椎间盘突出。提重物时应该先蹲下拿到重物，然后慢慢起身，尽量做到不弯腰。

僵直的骨关节

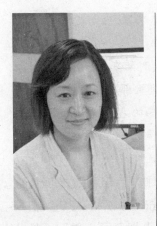

林 进

　　浙江大学医学院附属第一医院风湿免疫科副主任、副主任医师、硕士生导师，浙江省医学会风湿病学分会副主任委员、内科学分会委员兼秘书。擅长于强直性脊柱炎和类风湿关节炎的早期诊断、规范化治疗以及系统性红斑狼疮、干燥综合征、多发性肌炎、系统性血管炎等结缔组织病的诊治。

身体征兆

　　不久前，正在上大学的小刚突然出现了腰痛症状。让他紧张、害怕的是，在感到腰痛后不久，全身各关节都出现了僵直，行动起来就像老年人一样困难而迟缓。小刚究竟遭遇了什么疾病？

分析建议

　　患者出现的症状很有可能是强直性脊柱炎的早期信号。清晨僵硬在医学上称为晨僵，有时候晨僵不一定只限于腰骶部，全身其他关节也可有晨僵的感觉，严重者可持续全天。出现这种情况，应及时到医院风湿科就诊，以便早期诊断、早期治疗。

采访实例

　　不久前，20岁的小刚突然发生了腰痛，过了没多久，他全身的骨头变得硬邦邦的，连走路都变得很困难了。这是怎么回事？难道身上的骨头出问题了吗？

　　小刚的妈妈不敢怠慢，赶紧把他送到当地医院。但是经过一段时间治疗以后效果不太好，于是妈妈就带着他赶到了浙医一院。

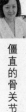

小刚不仅手脚关节屈曲困难，走路需要他人搀扶，连全身各关节都是硬邦邦的，难以屈曲。如果不是骨科疾病，又会是什么病呢？

副主任医师林进：经过那边医院的检查，因为有一个强直性脊柱炎相关的 HLAB27（人类白细胞分化抗原 B27）基因是阳性的，所以考虑他是个强直性脊柱炎患者。

在得知小刚可能患上强直性脊柱炎以后，他的妈妈一时难以接受：儿子毕竟才 20 岁，怎么会患上这种病的呢？其实小刚身上的症状已出现了好几个月了，只是他一直没有重视它。

2010 年 3 月的一天早晨，小刚突然惊醒，之后便再也无法入睡。

记者：当时有什么感觉？

小刚：早上爬起来腰就疼，这两边（腰骶部）动不了了，感觉是僵硬的，弯不下去。

小刚说，那天他是被一阵莫名的腰疼惊醒的，当时醒来后还感到腰椎部位一直有隐隐约约的疼痛。从此之后，他会经常感到腰部不舒服。

副主任医师林进：对于这种疼痛，我们有个特殊的名称叫炎性下腰痛，就是他这个痛是靠近屁股的地方痛。另外，他有晨僵，到后半夜疼痛特别明显，活动以后反而减轻了。

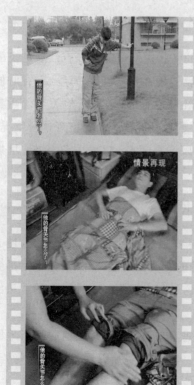

情景再现

小刚说，刚开始遇到腰椎部位疼痛，他用双手按摩后不久，疼痛就消失了，关节活动也恢复了正常。可是几天之后他发现病情似乎发展了，在腰椎部疼痛后，腿部也开始僵硬、无法屈曲了。

小刚：说来很奇怪，就是感觉突发性的。以前肯定有过的，没怎么注意，但是这几个月以来越来越厉害了。

小刚说的"以前肯定有过"是什么意思呢？难道类似的症状以前也出现过？据小刚回忆，在一年多以前，他的腰椎部位曾经也感到间歇性的疼痛。

记者：以前的症状是怎么样的？

小刚：也是两边疼，疼醒了，然后怎么也睡不着，但是躺了一会儿之后就不怎么痛了。

由于当时只是偶尔感到疼痛，不久症状就消失了，小刚自然没太当回事，以为是疲劳所致。可是到了今年年初，类似的腰痛开始频频出现。

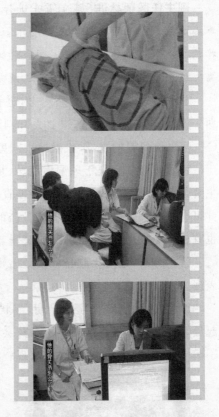

小刚每次遭遇腰痛，在下床走动一会儿后，腰痛便慢慢消失了。以后腰痛呈间歇性发作，时而好时而坏。但两个月后，让他更紧张、担心的事情发生了。

记者：发生了什么事？

小刚：症状比两个月前严重多了，整个人的脖子就这么僵着，不能转过去。后来腰也不能弯下去了，很难受。四个月以前腿僵还是间歇性的，时好时坏的那种，但现在腿经常弯不过来。

这时，小刚走路已无法控制腰部的活动，下肢变得僵硬，使行走愈发困难。与此同时，手指的活动能力也开始受到限制，连简单的握笔动作都无法完成了。

副主任医师林进：因为强直性脊柱炎是全身性疾病，除了脊柱、腰腿部疼痛之外，还可以引起外周关节炎，比方说膝关节炎、髋关节炎以及足趾的、手指的、手腕的症状。

小刚妈妈：我跟他在 QQ 上聊了，他说这次我回家要看病，我问他看什么病，他说你别问了，等我回家你就知道了，听到这句话我觉得很担心。

过去小刚一直不希望妈妈来学校，这次却让妈妈来学校接他回家，这让小刚的妈妈十分意外和担心，儿子究竟怎么了？于是小刚妈妈立即赶了过去。当小刚妈妈看见儿子的那一刻，她惊呆了。

记者：你看见儿子怎么样了？

小刚妈妈：一到宿舍里，他叫了一声"妈妈"，我看到他吓了一跳，差点认不出来。他瘦得不像样了，连骨头都凸出来了，脸变得尖尖的。

见到消瘦不堪的小刚，妈妈十分心痛。当她扶小刚起身时，却发现儿子的行动已经像老年人一样迟缓。于是小刚妈妈带上儿子直奔医院，在当地医院治疗未果后又辗转来到杭州。

林进

僵直的骨关节

副主任医师林进：我们首先进行检查,觉得这个患者一个非常重的腰部疼痛,中轴关节、腰椎活动明显受限,还有外周关节（以膝关节为主）的肿胀、疼痛。我们有个特殊的检查,叫做指地距,就是让患者用手指头到地面的距离。这个患者的指地距大于半米,就是基本上是弯不下。

林医生还让小刚躺在病床上,进行骨盆挤压试验和"4"字试验,结果这两个试验均显示强阳性（按上去有剧烈的疼痛）。通过这几项检查,再加上CT、基因检测等检查,医生确诊小刚患上了强直性脊柱炎。

强直性脊柱炎属于风湿病范畴,是以脊柱为主要病变的慢性疾病,病变主要累及 骶髂关节,引起脊柱的强直和纤维化,造成弯腰、行走、活动受限,并可有不同程度的眼、肺、肌肉、骨骼的病变。除此之外,强直性脊柱炎患者也有自身免疫功能的紊乱,所以又属 自身免疫性疾病 。

医生分析,之前小刚身上频频出现的腰部疼痛,便是这一疾病最典型的表现。

医生说,强直性脊柱炎早期,症状是间歇性出现的,使不少患者没有引起足够的重视。虽然早期吃止痛药会暂时缓解不适,但若不及时就医,拖延了病情,到了中晚期,患者便会出现脊柱畸形等严重的情况。

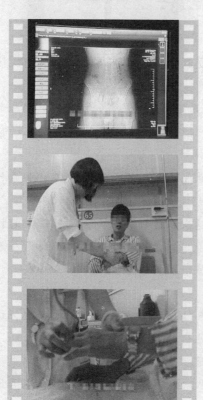

记者：林医师,强直性脊柱炎晚期会出现哪些症状?

副主任医师林进：比方说膝关节一直肿胀疼痛、活动受限,时间一长,慢慢地关节就破坏掉了,这时膝关节就永远伸不直了。还有一个就是驼背,如果脊柱关节强直了,那么患者背也驼了,腰也弯了,身体再也伸不直了。

尽管小刚的疾病发展速度很快,全身各关节疼痛、僵直的情况也很明显了,但经过检查医生发现,他的疾病还处于早期阶段,这对治疗十分有利。

记者：下一步怎么治疗呢?

副主任医师林进：我们选了一个近几年来最先进的治疗强直性脊柱炎的药物,就是生物制剂。这是一种靶向治疗药物。

经过两个疗程的治疗，小刚的症状有了明显缓解，关节活动基本上不受限制了。但医生说，他还要定期到医院复查，并配合适当的锻炼。

记者：这个疾病预后怎么样？

副主任医师林进：这个病严重的话会致残的，比方说腰动不了了，颈椎动不了了，四肢关节肿胀畸形甚至瘫痪都是有可能的。并且它是个系统性疾病，可能损害到心脏、肺，很多人合并有肠道的病变。

专家提醒

对于强直性脊柱炎，最重要的报警信号是下腰痛，尤其是半夜里痛得特别厉害，早晨起来有晨僵，而且活动一下以后就会明显地缓解。这个病的发病高峰在十几岁、二十几岁，特别是男性更多见。还有一个是家族史，如果家里面有人患有强直性脊柱炎时，其他人也要特别小心，一旦出现下腰痛的症状，要尽早到医院去做检查。

奇怪的"职业病"

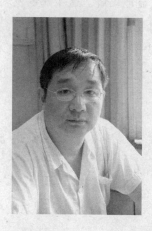

钱申贤

　　杭州市第一医院血液科主任，主任医师、教授、硕士生导师，浙江省医学会血液病学分会副主任委员，器官移植分会委员，杭州市医学会血液肿瘤学分会主任委员，获首届"杭州市德技双馨名医"称号。对各种血液病及内科疑难杂症的诊治处理有丰富的临床经验，特别是对恶性淋巴瘤和多发性骨髓瘤的个体化的治疗有深入的研究。

身体征兆

　　40多岁的胡先生是一家电视台的摄像，常年扛着摄像机超负荷运转，但是最近他发现自己的皮肤颜色变得越来越黑，体力也越来越差，后来发展到要么蹲不下，要么蹲下去了就站不起来。这究竟是怎么回事？是摄像的职业病吗？

分析建议

　　这个患者出现了很多异常状况，应该到正规医院的神经内科或血液科就诊。

采访实例

　　记者：你是什么时候发现自己的身体有异常情况的？

　　胡先生：去年夏天，我带女儿去游泳，当我把鞋子脱掉时，踩在地上感觉脚有点疼。当时也没多想，后来游泳的时候腿蹬出去感觉到没什么力气了，就觉得很奇怪，这种感觉以前从没有过。

　　这次意外的发现让胡先生觉得越来越不对劲，总感觉自己的身体轻飘飘的，越来越有气无力了。

　　胡先生：后来发展到洗脚时蹲不下去，蹲下去后又站不起来。那时候我心里有点急了，不知道患什么病了。

自从那次游泳后，胡先生感到全身越来越没力气了，就是休息后也没有明显的好转，于是，他赶紧上了医院。

记者： 检查出什么没有？

胡先生： 跑了很多家医院，做了很多检查，都查不出什么来。医生说，可能是颈椎病引起的，压迫神经了。

是颈椎病压迫神经？这倒让胡先生松了一口气，毕竟颈椎病并不是什么非常严重的疾病。

记者： 后来做过治疗吗？

胡先生： 后来去中医院办了一张按摩卡，每天坚持按摩，治疗了一段时间也没什么好转。

一边接受治疗，一边坚持工作，胡先生说，当时自己最明显的感受就是，蹲下、起立的时候，下肢明显感觉到很吃力。

记者： 有没有影响到工作？

胡先生： 当然有影响了，去搬个摄像机什么的，有时候需要蹲下、站起，就感到有点累。

让胡先生奇怪的是，经过半年时间的治疗，症状不但没什么改善，而且越来越重了，连走楼梯也有困难了，特别是下楼梯，要扶着楼梯才能走下来。又去医院查了几次也查不出个所以然来。

既然医院一时查不出什么原因来，胡先生思来想去，只能从自己的工作、生活上找原因了。

记者： 当时有没有想过是什么原因？

胡先生： 我的爱人住在杭州，我在外地工作，一个星期回家一次，平时吃住都是一个人随便对付。可能饮食不好，吃的不怎么样，另外么，过去经常玩电脑，上网一坐就是4～5个小时，长时间坐的话，对颈椎腰椎、腿脚都不太好，当时是这么想的。

胡先生觉得，自己身上的不适症状，很有可能跟他经常玩电脑和平时生活饮食不规律有关。从此，他开始关注身上的每一处细微变化，而就是这么一注意，他发觉自己的皮肤似乎也有点不太正常了。

记者： 皮肤怎么不正常了？

胡先生： 现在回想起来也有七八年了，我这个肤色是一点点地变黑的，现在全身皮肤包括我的手，都有色素沉着。

考虑自己腿脚无力，又肤色不断变黑，胡先生想，这估计就是自己多年做摄像工作的"职业病"。

钱申贤

奇怪的"职业病"

记者：你当时怎么想？

胡先生：我当时是这么想的，我的皮肤不是一下子变很黑的，而是一点点黑起来的，因为我的工作多在室外，太阳晒晒变黑了。

因为工作的关系，胡先生需要常年扛着摄像机在外面奔波，而这工作一干就干了20多年。也许这是自己干摄像工作时日晒雨淋引起的，果真是这样的吗？

由于症状一天比一天明显，让他越来越不安，于是他想好好休息休息，甚至想掉换自己的工作。

记者：为什么想换工作了？

胡先生：过完年以后就没怎么好好上过班，吃不消了，连上楼梯都困难了，还怎么上班呢！

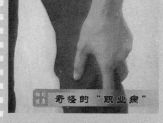
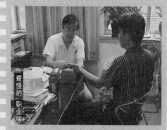
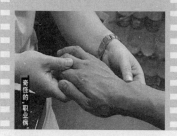

由于病情加重，胡先生干脆在家休养，而接下来出现的新情况，让他不得不再次上医院。

记者：后来又出现了什么新情况？

胡先生：皮肤越来越黑、越来越黑，已经黑得不正常了，包括我的手，那时候伸出来全部是发紫的，很深的颜色。

胡先生身上的种种症状似乎和多种疾病有关，但一时难以用某种单纯的疾病解释，比如神经炎、糖尿病、甲状腺疾病等等，都在医生的考虑范围之内。经过询问，胡先生又向医生说出了自己身上另一个奇怪的症状——多毛。也就是说，他身上的体毛越长越密了。

针对胡先生身上表现出来的一些奇怪症状，医生觉得应该和他从事的摄像工作没有多大关系。但要确诊胡先生究竟得了什么病，还需要进行一系列相关检查。

记者：胡先生又做了哪些检查？

检查结果怎么样？

主任医师钱申贤：我们给他做了很多其他检查，比如全身骨头的摄片，看看他有没有骨质硬化；还进行了一些血液的化验，就是找一找有没有 M 蛋白；同时又检测了他的染色体，看看有没有染色体的改变。经过这些综合检查以后，最终我们确诊，他患了 POEMS 综合征。这个疾病的名称是非常有意思的，叫 POEMS 综合征，是用英文的五个字母拼起来的。

POEMS 综合征是浆细胞瘤或浆细胞增生而导致多系统损害的一种综合征，它的主要表现是多发性神经炎、脏器肿大、内分泌病、出现 M 蛋白和皮肤改变。

记者：POEMS 综合征是种什么疾病？

主任医师钱申贤：从目前来讲，POEMS 综合征的病因还不是很明确，但是基本上是骨髓里面的浆细胞的病变所造成的。POEMS 综合征有五大指标，五大指标每个都对上了，就可以确诊了。

医生说，正是因为这种疾病症状的不典型性，所以使胡先生的病被一再拖延。

在胡先生的病情得到确诊之后，医生马上就为他制定了相应的治疗方案。

记者：确定了什么治疗方案？

主任医师钱申贤：根据这个患者的情况，我们用了一个相对比较简单的方法，比如说主要是用激素（泼尼松）加上免疫抑制剂，同时再口服一种叫做"反应停"的药物。经过一个疗程的治疗以后，他的症状大有改善。

记者：治疗效果怎么样？

胡先生：第二个疗程以后，最明显的改变就是我的肤色，黑色褪了很多。还有就是膝关节，过去蹲不下去，连东西也捡不上来，现在就没问题了。

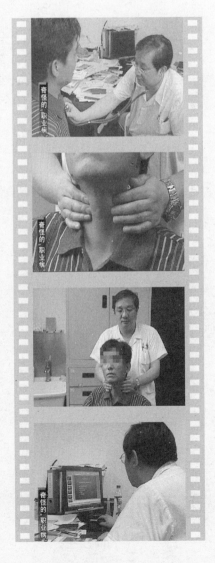

钱申贤

奇怪的「职业病」

主任医师钱申贤：有一些实验室的客观指标也慢慢正常起来了，所以这个效果还是比较好的。

专家提醒

POEMS综合征的临床表现多种多样，有的患者是以神经系统为首发症状，有的患者很可能是腰背部的疼痛，如果几个症状不能用一个疾病去解释的时候，就要想到这个病的可能。因为POEMS综合征目前病因不明，所以没有特别有效的预防手段，及早发现和确诊就显得尤为重要。由于这种患者的免疫力比较低下，所以要注意预防各种感染，特别是在季节交替的时候。

奇怪的腰痛

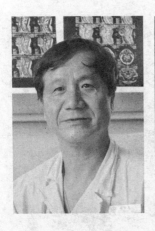

谢金兔

杭州师范大学附属医院(杭州市第二人民医院)骨科主任、主任医师、教授,浙江省医学会骨科学分会委员、创伤医学分会委员,杭州市医学会骨科学分会副主任委员。擅长于脊柱和骨科创伤性疾病的诊治。

身体征兆

70多岁的莫先生,近半年来饱受腰痛的折磨。一开始,他只是感觉腰上有点冷飕飕的,到后来就痛起来了,而且疼痛越来越厉害,就连蹲下来也会痛,坐的时间长一点也不行。试了多种治疗方法,却始终无法摆脱这难以忍受的腰痛。最后,实在没办法,只能靠打止痛针过日子。莫先生究竟怎么了?

分析建议

腰痛主要分功能性腰痛和器质性腰痛两大类,前者是由于腰部软组织损伤所致,如常见的急性腰扭伤、慢性腰肌劳损等等;后者主要由脊椎骨折、退行性变、肿瘤以及脊髓炎等引起。老年患者的腰痛大多是后者引起的,需要了解病史,到医院去做一些影像学检查,如 X 线、CT、磁共振等等,以免延误病情。

采访实例

记者:您这腰痛是怎么来的?

莫先生:因为我经常坐在椅子上看电视,看着看着就要打瞌睡,后来腰就痛起来了。

今年 73 岁的莫先生自从退休之后一直有一个习惯：每天下午,总会坐在电视机前,边看电视节目边打瞌睡。可在不久前的一天,莫先生像平时一样看着电视就睡着了,突然感到腰上像被什么东西刺了一下而痛醒。由于事出偶然,他以为是坐的时间太长扭伤了腰的缘故,于是就找了张膏药来贴贴。

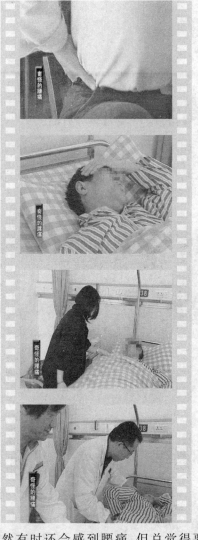

药到病除,这膏药一贴,腰果然不疼了,莫先生也就放心了,觉得腰痛没什么大碍。

一段时间之后,莫先生的腰又开始痛了,但这次疼痛的情况跟原来有些不太一样。

记者：有什么不一样？

莫先生：开始觉得腰部冷飕飕的,要用什么东西捂牢才好一点。后来蹲下来也会痛,坐得时间长了更不行,我看电视打瞌睡时好几次被痛醒。

而原本管用的膏药,这时贴上去已经没什么效果了,于是,莫先生又自创了一些办法,拿热水袋或者毯子捂着,进被窝之前先把被窝暖热了,这样虽然有时还会感到腰痛,但总觉得要舒服一些。不过,随着时间的推移,他的这些办法也渐渐失去了效果,并且腰痛的程度还在加重。

这时莫先生似乎有种不祥的预感。他想,要是一般的腰痛,几个月下来也应该好了,但现在腰痛不但没缓解,而且越来越厉害了,他怀疑这次腰痛可能和以前的另一种病有关。

莫先生说,在 2009 年年初,他曾被查出患上了肺癌,后来经过治疗病情稳定了。如今出现的持续性腰痛会不会是肺癌复发现象呢？于是,莫先生不敢迟疑,赶紧让家人陪他上医院。

经过一番检查,结果正如莫先生猜测的那样,他的腰痛确实和肺癌有关。

记者：谢医师，腰痛怎么会和肺癌有关呢？

主任医师谢金兔：脊柱肿瘤大多数是由其他部位的恶性肿瘤转移所致，肺癌就是一种好转移至脊柱的肿瘤。患者以前有肺癌病史，现在又出现持续性的腰痛，就应考虑是转移性肿瘤。

记者：到你们医院检查的时候，莫先生的病情已经发展到什么阶段了？

主治医师陆建民：患者的症状是以腰痛为主，很明显，腰痛使他痰也咳不出，行走、吃饭都受到影响。检查以后发现，他的腰痛是肺癌转移至腰椎引起的。

因为莫先生的腰痛还在一天天地加重，所以当务之急就是要解决他的疼痛问题。以前经常用的止痛针，这时对他来说效果已大打折扣了，医生说，再不采取措施，患者很有可能瘫痪了。

莫先生已经 70 多岁了，又是肺癌晚期患者，要解决他的腰痛，如果采取传统的手术，他肯定吃不消，于是医生决定采取一种新办法，只要打一针就行了。但听说要打针，莫先生没有答应，因为之前在当地医院花了很多钱打过两针，但效果却不明显，现在又要打针，还能有什么效果呢？

记者：莫先生以前打的是什么针？

主治医师陆建民：去年年底前他在其他医院花了几千块钱打了两针，效果很差。实际上当时打的是一种抗肿瘤的镇痛针，打过以后瘤体细胞还是存在的，肿瘤没有明显控制，效果当然不会好。

原来莫先生有过这个经历，所以他拒绝打针。其实，这时医生要给他打的针和以前的完全不一样。

记者：这次要给莫先生打的是什么针？

主任医师谢金兔：经皮穿刺微创技术是这几年世界上最流行的治疗老年椎体压缩的有效方法，我们医院近三五年来也开展了这项工作。微创手术对于老年患者来说尤其适宜，不管体质怎么样，都能忍受这个手术。

医生说的微创手术就是经皮球囊扩张椎体成形术，局部麻醉后，在背部沿压缩的椎体两侧各穿刺了一个约 5 毫米的小孔，然后将特制的球囊送入骨折椎体中心进行扩张，再将医用骨水泥注入椎体中的空腔内，待水泥硬化后取出套管，再将穿刺孔缝合即可。由于其创伤小、安全性高、并发症少，一般在术后 48 小时便可下床活动。

经过医生的耐心解释，莫先生终于终于同意接受这一微创手术。手术后的第二天，莫先生就能下床了，长久以来紧锁着的眉头也舒展开了。

记者：手术后感觉怎么样？

莫先生：好多了，坐着、蹲着都不痛了，打瞌睡也不痛了。

谢金兔

奇怪的腰痛

记者：谢医师，这是一种什么样的疗法？

主任医师谢金兔：这是一种姑息疗法，手术目的是镇痛和让患者能够起床。由于椎体肿瘤细胞的生长，骨组织都被肿瘤细胞侵蚀掉了（相当于被蛀虫蛀空了），所以很容易发生病理性骨折，使脊柱不能承受身体的重量，不能起床。经过这种微创手术，病变椎体中空洞的区域被骨水泥填充了，相当于重新建立了一个锥体，手术后患者就能承重，能够起床活动，还能解决剧烈疼痛的问题，这样就能明显提高他们的生活质量。

虽然莫先生的癌症还需要继续治疗，但目前他的腰痛已经消失了。

另外，医生说，经皮球囊扩张椎体成形术还能治疗老年人由于骨质疏松而造成的脊柱压缩性骨折，因为这种骨折采用其他方法很难取得疗效，而微创手术具有创伤小、痛苦小、恢复快、安全性高、并发症少等优点，非常适合老年患者。

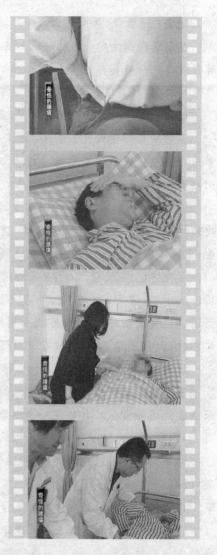

专家提醒

对于一般人来说，应如何区别肿瘤引起的腰痛和普通腰痛呢？普通的腰痛一般是在下腰段，即比较低的地方疼痛；而肿瘤则很难说的，哪里都能痛，而且是进行性的疼痛，中间很少会有缓解的。一般腰痛用消炎镇痛药或者休息就能达到缓解的效果；但如果是肿瘤引起的话，用消炎镇痛药早期可能有一点效果，后来效果就会越来越差，疼痛会逐渐逐渐加重。因此，如果出现逐渐加重的腰痛，并且用消炎镇痛药无效的话，还是到医院去检查一下。目前的检查手段和仪器设备是很齐全的，可以通过做 X 线检查，或用 CT、磁共振等方法来明确腰痛的原因。

　　每个人在一辈子中都会发生腰腿痛，只是疼痛轻重、时间长短不同而已，而良好的生活习惯和积极的体育运动是预防腰腿痛的良药。例如，每天花上 10 分钟的时间进行弯腰和伸腰的活动；体质可以的话，可以进行跑步和仰卧起坐；每天做一遍广播体操也是一个不错的选择。老年人在日常生活中要注意营养的摄入，如鱼、瘦肉、牛奶要经常食用，户外的日光照射也是必需的，以预防骨质疏松症的发生。一旦发生腰痛，经休息和服用一般的消炎镇痛药效果不好的话，最好到医院去检查，以明确病因。

谢金兔

奇怪的腰痛

不可轻视的牙龈出血

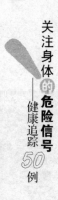

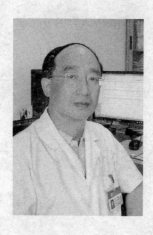

张学进

　　杭州市红十字会医院血液肿瘤科主任、主任医师，浙江省医学会血液病学分会委员，杭州市医学会血液肿瘤专业委员会副主任委员。擅长于中西医结合治疗白血病、淋巴瘤、多发性骨髓瘤、再生障碍性贫血、骨髓增生异常综合征、各种血小板减少症及乳腺癌、肺癌等实体肿瘤。

身体征兆

　　21岁的小雨姑娘近来突然出现了一些奇怪症状。她经常感到没力气，还有牙龈上总是有血渗出来。小雨究竟怎么了？她患上了什么病？

分析建议

　　出现这些症状应该马上去大医院检查一下，化验一下外周血，如果有白细胞升高或下降、贫血、血小板减少，尤其是发现有异常细胞时，要警惕血液病，特别是白血病的可能。一定要听从医生的安排做骨髓穿刺，以便早期诊断，早期治疗。

采访实例

　　21岁的小雨经常感到没力气，牙龈上也经常有血渗出来。由于这样的症状持续、反复出现，这让小雨有点担心了，自己的身体究竟怎么了？所以，小雨抽空去医院做了检查。

　　记者：当地医院的检查结果怎么样？

　　小雨：检查出来是血小板减少，还有贫血，所以医生让我到杭州来检查。

　　检查结果出来后，开始小雨也没太重视，因为厂里经常要加班，工作比较累，再加上她身边的一些同事也有类似的情况，所以她没有马上到杭州做进一步的检查。但不久以后，小雨身上出现的新症状让她害怕起来。她每天都想睡觉，牙龈也不停地出血，而且身上的乌青块和出血点也多了起来。

小雨预感自己一定患上什么病了，而且已经比较严重了。于是家里人又带着她去医院检查，检查的结果仍然是血小板减少和贫血。医生再次建议小雨到杭州的大医院去做进一步检查。

虽然医生没能确诊她患了什么病，但听医生的口气，小雨觉得自己患的不是一般的病。于是她没敢再耽搁，很快赶到杭州市红十字会医院就诊。医生在验完血后赶紧让小雨做了骨髓穿刺，骨穿做好后，就将结果直接交给了小雨的父母。

记者：患者当时诊断为什么病？

主任医师张学进：患者主要症状是乏力，皮肤有出血点，还有口腔黏膜、牙龈出血。我们首先给她做了血常规，发现白细胞很高，而血小板和血红蛋白很低，说明她有贫血、血小板减少。我们通过骨髓细胞形态学检查结合细胞免疫表型、染色体、融合基因检查，最后确诊为急性髓细胞性白血病，其分型是 M2（a），是最多见的一种白血病类型。

白血病是造血组织的恶性疾病，又称血癌。这一疾病居年轻人恶性肿瘤的首位。对白血病病因的精确原因还在研究中，一般认为与骨髓干细胞内的 DNA 变异有关，其原因可以是暴露在放射线中、接触致癌物质和其他细胞内遗传物质的变异，病毒也可能导致白血病。

当医生确诊小雨患上了白血病时，小雨的父母还一时难以接受，会不会是医院搞错了？小雨怎么会突然患上白血病的呢？

记者：张医师，哪些因素可以引起白血病？

主任医师张学进：我们首先了解她是从事什么工作的，如果她所从事的工作跟胶水有较多接触，就有可能是环境因素引起的，因为胶水中的甲醛、苯对身体的致癌作用十分明显。

通过了解，医生很快就清楚了，小雨患白血病的罪魁祸首是环境因素。原来小雨在一家鞋厂工作，而且已经有三年了。上班时，她每天都要接触胶水，而胶水里就含有甲醛等致癌物质。

小雨的疾病得到确诊之后，医生为她制定了治疗方案。经过与家属沟通，小雨的父母选择了化疗的方案。

小雨一方面积极配合医生接受化疗，另一方面又要忍受化疗带来的毒副反应。随着化疗的进行，她的一头秀发很快脱落了。

记者：患者的化疗效果怎么样？

张学进

不可轻视的牙龈出血

主任医师张学进：化疗的效果比较好，但是化疗的毒副反应也是明显的，包括恶心呕吐、骨髓抑制等等。几次化疗下来，头发都脱落了。不过患者还是比较配合的。

医生说，对于白血病的化疗，患者积极配合的治疗态度十分重要，而小雨一直坚持定期来医院做化疗。

经过三年的治疗，小雨的病情得到完全缓解，现在已经和正常人一样了。这时，乐观的小雨也迎来了自己的爱情。

记者：化疗之后，身体恢复得怎么样？

小雨：三年之后完全缓解了，像正常人一样。我休息了一段时间去上班，后来又认识了我老公，我们就结婚了。

沉浸在幸福之中的小雨已经完全忘记了自己的病。结婚后不久，小雨意外怀孕了，对于这个突如其来的孩子，她一时乱了方寸。

记者：张医师，患者能怀孕生子吗？

主任医师张学进：她是2007年结婚的，后来怀孕了，来向我们咨询。作为医务人员，我们考虑到这个患者毕竟接受过化疗，而化疗药物有时候会影响到她的后代，所以我们不提倡她生育后代，怕小孩生出来有问题。另外，

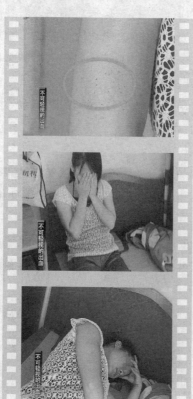

我们也担心白血病会复发，怀孕毕竟对她来说是个很大的负担，万一疾病复发就麻烦了。所以我们当时提出来，最好终止妊娠。

尽管小雨的家人，包括她老公，都劝她不要这个孩子，但是倔强的小雨坚持要生下这个来之不易的宝宝。

记者：当时你是怎么考虑的？

小雨：医院的医生，还有我的家人他们都担心我，怕我疾病复发，不同意我生孩子，但我坚持要生。我想自己拼一下。

小雨终于顺利地生下了一个健康的宝宝，小雨说，这是老天赐给我最好的礼物。现在的小雨很爱笑，她说自己就像没得过白血病一样。

小雨是幸运的，她说疾病并不可怕，但是一定要乐观地面对，积极地配

合医生的治疗。经过这场大病，小雨很想告诉大家，平时要警惕身体出现的一些疾病的苗头。

记者： 张医师，如何能尽早发现白血病？

主任医师张学进： 如果经常发烧，身上有出血点，或者脸色苍白、胃口不好等，要引起高度重视，及时上医院检查，及时找专科医生诊治。如果一旦发生了白血病，一定要到大医院找血液科医生诊治，千万不能拖，这个很重要。

专家提醒

对经常要接触射线、苯、甲醛等有害化学物品的人员，防护措施一定要做到位，还要经常做职业病体检，一旦发现白细胞降低或者其他变化，马上要去医院治疗。还有，就是不能长期从事这样的工作，最好是轮岗。

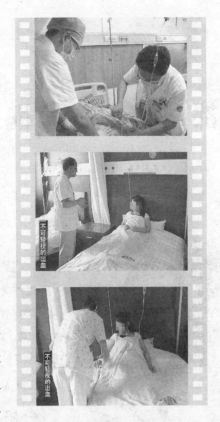

张学进

不可轻视的牙龈出血

都是爬山惹的祸

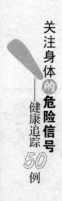

詹 强

杭州市中医院推拿科主任中医师、教授、硕士生导师，杭州市市级名中医，擅长于用中医综合疗法治疗脊柱及骨关节疾病。

身体征兆

60多岁的徐大妈，在上下楼梯时，经常感到左腿膝关节隐隐作痛，不久后她的右腿膝关节也出现了类似的症状。让她十分无奈的是，虽然跑了多家医院，但治疗效果并不明显。徐大妈的膝关节究竟怎么了？

分析建议

这种疾病在中老年人群中发生率非常高，一般多由骨关节退化造成的，另外，还有创伤性骨关节炎、风湿性骨关节炎等等。出现这些症状后要及早去医院，医生会给你做一些检查，如X线、CT、验血等，只有病因清楚了，才能有针对性地治疗。

采访实例

喜欢爬山的徐大妈，突然有一天感到左腿膝关节有点隐隐作痛，不久后她发觉疼痛感越来越明显了。

记者：徐大妈，您当时感觉怎么样？

徐大妈：就是上下楼梯时，特别是下楼梯，膝关节的地方有点痛，膝盖里面有时候有"咕噜咕噜"的响声。

记者：去医院检查了吗？

徐大妈：去看了西医，医生说年纪大了，可能是骨质增生，于是，给我开了点药，再用止痛膏贴贴。

徐大妈在出现左腿膝关节疼痛后，也加重了右腿的压力，几个月后，她的右腿膝关节也出现了同样的症状。

记者：为什么会影响到右腿呢？

主任中医师詹强：这种病往往就是这样的，如果左腿不好，走路的时候，肯定要把力气用在右腿，时间一长，右腿膝关节的磨损也会加重。

两侧膝关节都痛，徐大妈这才意识到问题的严重性。虽然药用了不少，但症状并没有明显改善。这时，徐大妈想起了一次求医经历。两年前她患了肩周炎，当时有人向她推荐看中医，经过中医的治疗，她的肩周炎很快有了好转。如今，在西医治疗效果不理想时，她又想到了中医。那么这一次，中医究竟能否解决她的膝关节问题呢？

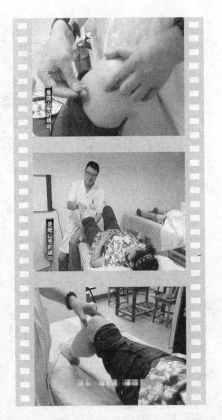

记者：詹医师，徐大妈患了什么病？

主任中医师詹强：患者主要症状是膝关节疼痛，特别是上下楼梯的时候。她说，她的膝关节痛已经有将近两年了，而且越来越厉害。从X线片上看到，她的膝关节间隙很窄，骨质增生也比较明显，关节腔里还有点积液，滑膜也有点肿胀。这些方面综合起来，诊断为退行性骨关节炎，中医称为膝痹。

退行性骨关节炎又叫骨性关节炎，是一种以关节软骨的变性、破坏及骨质增生为特征的慢性关节病，其主要表现是关节疼痛和活动不灵活。

徐大妈说，她退休后喜欢上了爬山，为了锻炼身体，她每星期至少要爬三次山，这一习惯她已坚持了好多年了，所以身体一直不错。医生分析，徐大妈的膝关节骨关节炎与她经常爬山有一定关系。

记者：退行性骨关节炎是怎么发生的？

主任中医师詹强：所谓退行性骨关节炎，就是骨关节退化的意思。特别

詹强

都是爬山惹的祸

195

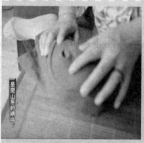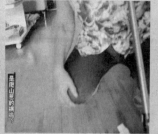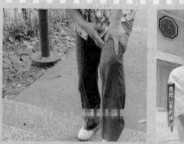

是年纪大的人，由于关节的不断磨损，久而久之，关节就老化了。而老化的关节里面往往有骨质增生，走路的时候增生的骨质就会对关节造成机械性的刺激，爬山或上下楼梯时，这种刺激就更厉害了。

医生说，虽然爬山是一种很好的锻炼方式，但是它对膝关节的磨损很厉害。

记者：为什么爬山时膝关节会特别痛？

主任中医师詹强：爬山时要屈膝，而屈膝的时候增生的骨质和周围组织摩擦得更厉害。另外，上下山或上下楼梯时膝关节的冲击力比平地走要大3～5倍，所以患者上下楼梯会比较痛，到后来行走也痛。如果发生炎症，关节里还会出现积液。

记者：退行性骨关节炎有哪些治疗方法呢？

主任中医师詹强：有些患者可以通过药物缓解，但像徐大妈这样的患者，因为存在关节间隙狭窄，如果不把关节结构改变一下，光靠药物是没有用的。

医生说，像徐大妈这样的退行性骨关节炎患者，如果不及时采取有效的治疗手段，疼痛就会越来越厉害，甚至会导致无法行走。为了缓解徐大妈的病情，医生对她采用了综合疗法。

主任中医师詹强：从中医角度讲起来，不管什么疼痛，都是不通引起的，经络不通了，就要通经络。而针灸有很好的通经络作用，所以早期用针灸疗效比较好。除了针灸治疗外，中医推拿治疗，也是一种较好的方法。

记者：推拿有什么治疗作用？

主任中医师詹强：我们对患者采用了夹胫推肘牵膝法，除了牵拉以外，还要用膏摩。膏摩就是将药物跟推拿手法结合起来，让药物更好地被局部吸收。另外，我们还给她做药敷，即中药的外敷。

经过一段时间的中医治疗，徐大妈双腿膝关节疼痛的情况得到了明显

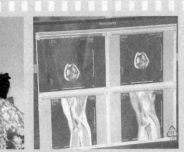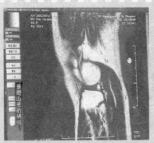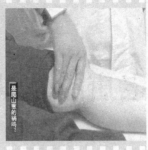

改善。

记者：詹医师,这种病经过治疗能痊愈吗?

主任中医师詹强：这种退行性病变是不可逆的,治疗后要做到一点症状都没有,像年轻人那样是不可能的。但是有一点,通过治疗以后,基本上可以恢复正常的生活。

专家提醒

膝关节是每个人行动的重要"零部件",尤其是老年人,平时要多注意预防膝关节疾病。第一,不要让体重太重,体重太重不管对哪个关节都是不利的,所以要适当减肥。第二,不要受凉,就是说要注意膝关节的保暖。第三,锻炼要适当、适度,如果膝关节不是很好,走起来有点痛,不要爬山,因为爬山对膝关节的磨损非常大,但可以平地散步。膝关节疼痛,特别是运动以后觉得很酸痛,而且不能自己恢复,说明自我的修复能力已经没用,那就必须找医生了。

健康小贴士

膝关节骨性关节炎除了在平时进行日常保护之外,我们还可以试试穴位按摩:

1. 按摩委中穴。委中穴位于膝关节后面的腘窝正中。伸直膝关节,双手掌贴紧委中穴位置,用重力来回摩擦50～80次,两腿交替进行。这种方法除了对膝关节有效外,对腰背痛、腹痛、下肢痿痹等也有效。

2. 按摩足三里。足三里位于膝关节外膝眼下面3寸。将两手掌根部紧贴足三里穴位,一上一下用力按摩100～150次,使足三里处有发热感,两腿交替进行。每天早晚各做一次。

简简单单的方法,每天坚持,你一定会有收获的。

詹强

都是爬山惹的祸

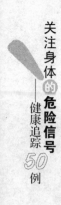

老唐的恐惧症

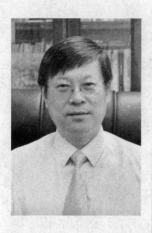

于恩彦

浙江省人民医院党委书记、副院长、精神卫生科主任医师、教授,浙江省医学会理事、精神病学分会副主任委员、老年医学分会常务委员。长期从事精神卫生的临床、科研和教学工作,尤其擅长于失眠、抑郁症、焦虑症、老年性痴呆、精神分裂症等疾病的诊治。

身体征兆

受股市下跌的影响,股民老唐突然感到头昏脑涨。让他奇怪的是,从此以后,他除了经常头昏脑涨外,走路常跌跌撞撞,还怕这怕那,好像患上了恐惧症。老唐究竟怎么了?

分析建议

根据老唐的病情,首先应该到神经内科就诊,进行全面的检查,排除大脑的器质性病变,这是非常重要的,不能忽视。因为神经系统的很多疾病都可以出现头昏脑涨、走路跌跌撞撞的症状。此外,由于老唐的发病受到股市下跌的影响,而且还有怕这怕那,这就不能排除心理因素的影响,应该考虑有精神疾病的可能,所以还应该到精神科或心理科就诊。

采访实例

年近六旬的老唐是个老股民,2004年的一天,他在电脑上看见自己认购的股票一跌再跌,心里一急,就头昏脑涨起来,而且走路也变得跌跌撞撞的。

记者:老唐,你的症状是怎么出现的?

老唐:看着自己买的股票一直往下跌,心里很急,也不知道怎么回事,突然感到头昏脑涨起来。过去股票不好的时候,自己也着急过,但从来没有出现过这么大的反应。我估计可能是看电脑时间长了,于是我就出去转一转,走一走,想通过活动活动来恢复一下,结果也不行。

当天晚上,老唐比平时睡得早,他想通过休息来缓解不适症状。没想到第二天,头昏脑涨的这种感觉又来了,而且走路也有点不稳,走到楼下好像要摔倒一样,那个时候老唐心里就有点紧张了。

从此,老唐只要一想起股票心里就急就害怕。

看到老唐这样,家里人劝他少关注股市,多休息休息,但老唐的身体状况还是一直不见好转,而且整个人变得越来越恐惧不安。没办法,老唐只能硬着头皮走进了医院。

老唐:第一次我去中医院看中医,医生说你思想上可能有些想不开,还可能有大脑供血不足,于是就给我开了一点活血化瘀的药。

在以后的几个月里,老唐一边吃中药,一边坚持锻炼身体,希望通过增强体质来改善身体状况。但事情并没有他想象的那么简单,不久,老唐发现自己越来越恐惧不安了,连登高都不行了。

记者:怎么个恐惧法?

老唐:每次登山,或者从家里的阳台往下望,我都会感到特别紧张。我老是这么想:不要掉下去、栽下去了,这时就会紧张得出汗。

曾有医生怀疑老唐是颈椎和脑血管有问题,但最后都推翻了这种猜测。

老唐:结果看了半天,医生说你颈椎没什么毛病。又做了脑电图,结果脑子也没有什么毛病。后来医生给我开了佳乐定,是一种镇静剂。

虽然病情一直没得到确诊,但镇静剂在老唐身上起了作用,心慌、紧张的感觉明显缓解了。

在以后的几年时间里,老唐只要遇到心慌、紧张就立即服药。但到后来,奇怪的事情又出来了:老唐的心慌、紧张,经常有规律地在下午4点以后出现,过去一直有用的镇静剂现在也不管用了。

在多处求医、治疗效果不佳的情况下,老唐通过打听,抱着试一试的想法,到浙江省人民医院挂了精神卫生科专家门诊。

医生详细了解了老唐的病情,首先排除了器质性疾病,然后对他进行了详细、全面的精神检查。

主任医师于恩彦:到我们医院来以前,患者在其他医院做了很多检查,都没有发现相应的器质性问题。根据疾病发生、发展的规律和疾病的整体特点,通过检查,我们认为他得了焦虑症。

焦虑症又称焦虑性神经症,是一种比较常见的心理障碍,患者常有头晕、

老唐的恐惧症

胸闷、心悸、呼吸困难、口干、尿频、尿急、出汗、震颤和运动性不安等症状,严重者惶惶不可终日,甚至产生濒死感,故患者常首先到急诊科或心内科就诊。

记者:于医师,焦虑症有哪些特点?

主任医师丁恩彦:焦虑症具有三大特点,第一,患者有明显的焦躁情绪;第二,这种焦躁情绪的产生没有明显的客观原因;第三,患者常伴随着一些自主神经功能紊乱的症状,比如说,有的人感觉到胸闷、喘不上气来、呼吸困难,有的人就好像就要憋死过去了,有的人心慌得好像心脏要从喉咙里跳出来了。

正常人在遇到压力或烦躁时也会出现心慌意乱等焦虑情绪,但当导致焦虑的原因消失后,症状也就随之消失了;而焦虑症患者往往没有任何原因就会产生焦虑情绪,并伴有自主神经功能紊乱的表现。另外,这种焦虑情绪不会经过转移注意力得到解除,它会比较长时间地存在。

专家分析,老唐最初出现头昏脑涨,就是由于自主神经功能出现了紊乱,接着出现的紧张感和恐高症,则是疾病进一步发展的表现。

主任医师于恩彦:他的病更多的是受内心自我暗示的影响,比如说他在走路的时候、买菜的时候,不想到这个问题并没有什么事情,但一想到自己是不是有问题了,问题马上就来了,我认为这是一个自我暗示。恐高症状也

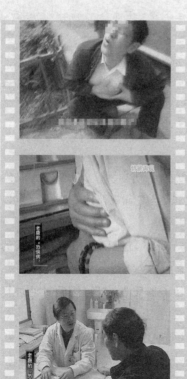

是一种紧张焦虑情绪,因为患者担心自己的状态不好,不要在这个地方头一昏就掉下去了。

记者:老唐曾试图通过休息或者锻炼身体来缓解病情,为何总是没有明显的效果呢?

主任医师于恩彦:精神科的很多疾病在早期经过心理治疗,会得到明显的缓解;一旦这个时期过去了,或者是没有求助于心理医生,没有得到系统的、正规的治疗,靠患者自己是难以度过的。老唐就是这么一个状态,他想自己去调节,想去爬爬山,这样反而造成他的过度疲劳,不利于疾病的恢复。

据了解,目前治疗焦虑症的方法较多,最常见的有两种。一种叫作心理治疗,即采用一些放松疗法、支持性的心理治疗和认知行为疗法,让患者

知道自己目前的状态，并能够调整歪曲的认知，从而对疾病有一个正确的认识，并和医生密切配合。另一种是药物治疗，常用的药物有苯二氮䓬类抗焦虑药，一般短期使用；还有一些不同类型的抗抑郁药如五羟色胺再摄取抑制剂，用它们治疗焦虑症的效果都是非常好的。

而以上两种方法的联合治疗，在老唐身上取得了不错的效果。

记者：这次老唐康复后，还会不会复发呢？

主任医师于恩彦：复发是可能的，而且也是很常见的。因为有些患者不一定能正确理解这个疾病，有的人甚至非常忌讳，所以非常迫切地想摆脱这些药物。还有一部分人在今后的生活过程当中又碰到了相同或者类似的刺激，或者强度更大的刺激，都会使疾病重新复发。

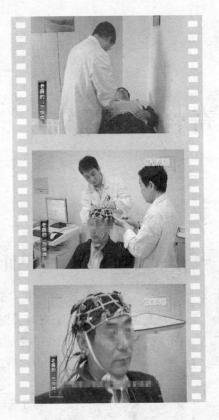

记者：对于老唐这样的疾病，如果一直得不到治疗，任其发展的话会有什么后果？

主任医师于恩彦：这个病将会持续地存在，而且随着疾病的进展，病情会更加严重。由于长期处于这么一种状态当中，患者的情绪会变得忧郁起来，最后会变得足不出户，哪里也不敢去，只能每天蜗居在家，我们称之为社会功能的残疾。

专家说，在临床工作中像老唐这样的患者很多，其实焦虑症的诊断并不难，关键是医生和患者要有这种意识：如果经仔细全面的检查没有发现相应的器质性病变，就应该请精神科医师会诊，如果能够做到这一点，就会使很多患者早日远离苦海。

专家提醒

对每个人来说，具备良好的心理素质是非常重要的，所以要注重各方面素质的培养，增加对各种刺激的抵抗力（或者叫免疫力）。此外，在生活、工作当中，心情要开朗一些，对社会上的很多问题和现象要有一个正确的认识。

于恩彦

老唐的恐惧症

201

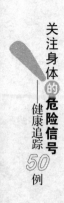
奇怪的抑郁症

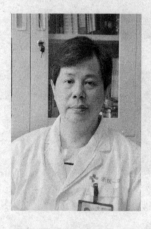

许 毅

浙江大学医学院附属第一医院精神卫生科主任、主任医师，浙江省医学会精神病学分会主任委员。擅长于各种急慢性精神障碍，如抑郁症、神经症、精神分裂症、睡眠障碍等的治疗及性心理学方面的研究。

身体征兆

40岁的张女士身上有着无处不在症状，她几乎跑遍了医院的所有科室，相关的检查也做了不少，但都是正常的。到最后，作为医务工作者的张女士自己也不知道该去哪个科了。

分析建议

在综合医院内经常可以发现一些患者，具有明显的身体不适感，但经过各种检查没有发现任何可以解释的阳性结果。从生物医学的角度来讲，这些患者没有疾病；但是，从心理医学的角度来讲，这些患者往往具有一些将心理因素转嫁到生物体的问题。因此，这类患者，应该到精神卫生科就诊。

采访实例

几年前的一天，浙江大学医学院附属第一医院精神卫生科的许主任被邀请参加某医院的一例疑难病大会诊。说它疑难病，是因为患者本身就是该医院的医务人员，她感觉自己的身体处处存在着不适症状，她几乎跑遍了医院所有的科室，相关检查也做了不少，但还是不知道自己究竟患了什么病。

主任医师许毅：全院大会诊的时候，不知道哪位老兄脑袋一拍，说是不是应该找个精神科的医生来，于是他们就给我打了电话，然后我就跑到那家医院去了。

请专家会诊的患者是 40 岁的张女士，也是该院的医务人员。不久前，她觉得自己头晕、胃不舒服，以为是胃的问题，于是就上消化内科就诊。

张女士：没想到药吃了不少，胃里还是不舒服，后来又去做了胃镜，还是正常的。

由于胃里没查出问题，张女士稍微放了心，以为过几天就会好的，没想到不久之后，先前的症状还没缓解，又出现了腰背酸痛的症状。到后来，她感到浑身不舒服，但不知道确切的位置在哪里。

记者：许医师，遇到这样的情况，患者该怎么办呢？

主任医师许毅：作为本院的医务人员，她几乎跑遍了医院所有的科室，做了许多该做或者"不该做"的检查，CT、磁共振做了许多部位，甚至连骨髓检查也做了，但是都没有什么有价值的发现。因此，谁也说不出她究竟得了什么病。医院几次组织全院大会诊，也讨论不出什么结果。

因为医院多个科室都检查不出原因，张女士感到越来越担心害怕。

张女士：我当时心里很紧张，以为得了什么疑难病了。

主任医师许毅：所有的资料都显示她没有病，但是所有人都说，这个人绝对绝对没有说谎。我也问过她，她说，我没有什么感情问题、经济问题，或者所谓的"心理问题"。

经过一番询问，许主任对张女士的病很快就有了结论。究竟是怎样一个结论呢？

记者：许医师，张女士到底患了什么病？

主任医师许毅：她说头晕，你让她走走，她走得好好的；你说她头痛，她说不是很痛，就是无法说清楚的那种不舒服。这些症状我们叫游走性不适，就是东跑跑、西跑跑的，到底在哪一块说不清楚。

许主任说，他判断张女士患的是抑郁症，但这个诊断让张女士一时无法接受。张女士认为，她的不适症状绝对不是自己凭空想象出来的，而是真实的。

记者：为什么说她是抑郁症呢？

主任医师许毅：当时唯一的证据是什么呢？她说她晚上不失眠，而是早醒。我就问她，早上醒过来的时候你在想什么？她说我在想科室里的工作。这引起了我的注意。

许毅

奇怪的抑郁症

203

早睡早起按理说是个好习惯，为什么在许主任眼中却成了张女士抑郁症的重要线索了呢？许主任究竟发现了什么？

主任医师许毅：因为一般人早醒时，总是想方设法再睡会儿，而她却在想科室里的事情，想工作的安排，我感觉这很不正常。你为什么那么早睡，为什么不多看看电视，迟点睡呢？就凭这点，我就跟她说你是抑郁症啊。

抑郁症是一种常见的心理疾病，主要表现为情绪低落，兴趣减低，悲观，思维迟缓，缺乏主动性，自责自罪，饮食、睡眠差，同时担心自己患有各种疾病，感到全身多处不适，严重者可出现自杀念头和行为。

专家说，抑郁症最典型的症状就是自信心下降，患者会感觉无助、自卑，甚至有自杀的倾向；还有一种就是产生躯体症状，最典型的就是游走性的全身不适。而张女士出现的正是游走性的全身不适。

主任医师许毅：一大早醒来，然后一看，灰蒙蒙的一天又要开始了，到了下午又会好一点，心想，这一天总算混过去了。除了全身不适以外，患者对这个世界的感觉是模糊的，好像隔了一层纱一样。

在与张女士的交谈中，许主任发现，抑郁症最典型的一些症状在张女士身上都有。但让张女士搞不明白的是，她在生活中并没有遇到什么烦恼事，也没有绕不过去的弯，为什么会患上抑郁症了呢？

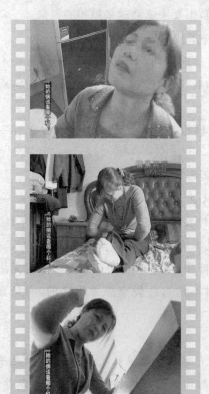

主任医师许毅：抑郁症患者不会对某一件事情不满足，而是对自我不满足，就好像恨一个人，只评价这个人坏，没有具体的事情。她其实也是这样，永远处于不满足的状态。

专家说，由于不满足的状态一直伴随着张女士，让她一直承受着一种无形的压力。

张女士：我父母从小就对我要求就很高。从我读小学开始，他们就这样要求我，不管是学习还是其他方面，都要积极上进，争取第一。

父母的传统教育让张女士从小就养成刻苦、勤奋的习惯，所以她的学习成绩一直很优秀。不过，由于一直抱着争强好胜的心态，稍有挫折她便会心情沮丧。

记者：张女士，你可能是比较争强好胜的人吧？

张女士：读小学、初中、高中，我的学习成绩基本上都是班里的前几名，要是偶然一次考试没考好，会一直想不通，情绪非常坏。

争强好胜的心态让张女士做什么事都追求完美，在工作上也是这样，对自己负责的事，总是千方百计地想办法做到尽善尽美。

张女士：有时一件事干完了，还会回过头去想想，细节上有什么遗漏的。

专家说，张女士所患的是隐匿型抑郁症，即隐藏在身体内部的一种抑郁情绪。

主任医师许毅：因为工作紧张，长时间的压力积累以后，就会导致大脑中的五羟色胺减少。如果没有理由去从情绪上面去发泄（因为没有对象可发泄），必然会导致抑郁情绪。

记者：既然是抑郁症，张女士为什么只表现为全身不适呢？

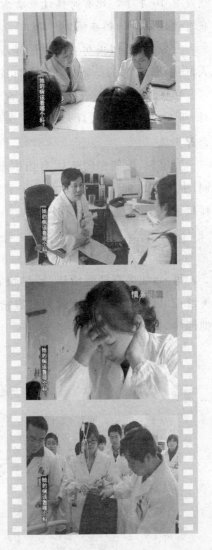

主任医师许毅：过分追求完美的人实际上其内心始终处于一种不满足的状态。也就是说，在潜意识中，不满足导致了躯体功能的紊乱，从而产生全身各系统的躯体症状。

专家说，张女士的疾病如果任其发展，不仅其工作和社会交往能力会逐渐下降，甚至会失去生存的信心。根据张女士的情况，许主任很快给她制定了治疗方案，首先让她服用抗抑郁药物。

主任医师许毅：抗抑郁药能提高大脑五羟色胺的水平，从而改善抑郁症状。

服了几天抗抑郁药后，张女士的症状果然慢慢减轻了。

主任医师许毅：张女士在吃了一年多的抗抑郁药后就完全好了，到现在

许
毅

奇怪的抑郁症

已经有 10 年了。她有时候过来看看我，对我说，那个时候我要是不听你的，我可能还在得抑郁症呢。

专家说，类似张女士这样的情况并非个例，据调查，目前在医院就诊的人群中，有 30% 的患者存在着抑郁症倾向。

主任医师许毅：目前，你会发现好多人像没头苍蝇一样的，今天跑消化科，明天跑心血管科，后天跑内分泌科，其实很多是情绪反应引起的游走性全身不适。

专家说，抑郁症的病因有内因和外因两种，由于文化和民族背景的不同，中国人的抑郁症很少主动去表达，大部分患者以躯体不适作为主要症状。

专家提醒

第一，如果有抑郁情绪，要尽快就医。第二，如果在各个科室转悠了半天没查出什么原因来的，就去看看精神科，也许就是躯体形式障碍，也就是抑郁症。

难以愈合的头部伤口

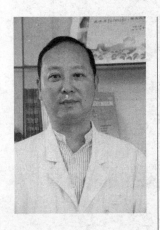

赵启明

  中国人民解放军南京军区整形美容中心主任,中国人民解放军第一一七医院整形外科主任,浙江省医学会医学美学与美容学分会主任委员。擅长于各种整形美容手术,尤其在头面部轮廓塑造方面具有丰富的经验;治疗各种烧伤、创伤、痤疮后遗留的疤痕在军内外具有领先水平;对耳鼻畸形、皮肤肿瘤的诊治及其手术修复均有较深的造诣。

身体征兆

  15 年前,在一次施工中,一块从天而降的石头砸到老刘头上,让老刘的头部意外受伤。但奇怪的是,这么多年过去了,他头部的伤口不但没愈合,反而越来越大。因为头骨常年暴露在外,老刘只能常年戴着帽子过日子,晚上睡觉也只能将后脑勺悬空着。老刘头部的伤口为什么难以愈合?

分析建议

  皮肤伤口长时间难以愈合,或者反复发生溃烂的现象,我们称之为慢性溃疡。由于溃疡对皮肤的反复刺激,最终会发生癌变,成为皮肤癌。发生这种情况应该尽早到医院诊治,时间拖久了,皮肤溃烂的面积就会越来越大,治疗修复的难度也会增加。平时应该尽量减少烈日下的活动,同时做好皮肤的清洁保护的工作。

采访实例

记者:您头上的伤是怎么造成的?

老刘:1993 年村里被洪水冲了,村里组织抗洪,我是放炮的,操作时被山上掉下来的一块石头砸中头部,当时就什么都不知道了。

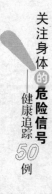
当老刘苏醒过来时，发现自己已经躺在医院里，身上多处受伤，特别是头部，破了个很大的口子，缝了70针。

因为发洪水，老刘家的房了也被水淹了，这样一来，让本来就不富裕的老刘一家陷入了困境。他是家里唯一的劳动力，从全家人的生计考虑，他住院不久就自己要求出院了。回家后，老刘头部的伤口慢慢地愈合了，他也平平安安地过了四年。可谁知，命运和老刘开的玩笑还远没有结束。

记者：后来发生了什么事？

老刘：因为头上的骨头碎了，当时医生没有发现，过了四五年，就从里面烂出来了。

老刘儿子：伤口只有半个小指甲这么大，但它就是始终不愈合。

因为当时伤口比较小，老刘一直都盼着它能自己能长好。但是事与愿违，他头上的伤口不但没长好。还越来越大、越来越痛了，于是老刘赶紧上了医院。医生检查了老刘头部的伤口，因为长时间没有愈合，已经腐烂了。医生说，它自己长好的几率几乎

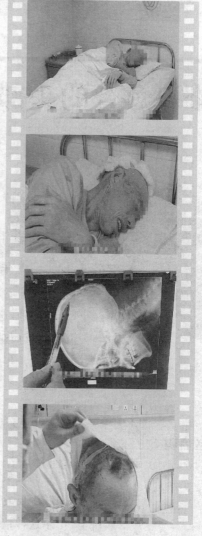

等于零，于是医生为他处理了腐烂的伤口，然后做了植皮手术。

这次植皮手术几乎花光了老刘家的所有积蓄，但让他万万没有想到的是，手术的效果却大大出乎他的意料之外。伤口不但没有痊愈，而且溃烂的面积一天比一天大起来。

记者：伤口严重到什么地步？

老刘：连骨头都看到了，黑的，我在镜子里看到的。

老刘妻子：因为家在农村，我们带他去看了许多土郎中，草药、膏药、消炎粉、定痛粉、黄纱布等等都用过，就是越用越厉害。

老刘试了各种各样的土方法，但是一点作用也没有，随着伤口的扩大，疼痛也一天比一天厉害。家人看在眼里，痛在心里，但是一点也帮不上忙，

只能眼看着老刘因为受头痛的折磨而日渐消瘦。

日子一天一天地过去了，老刘头部的伤口丝毫没有愈合的迹象，头痛就这样不停地折磨着他，尤其是夏天。

记者：伤口到了夏天会怎么样？

老刘：三天不洗就要长虫子，去年也长了虫子，很小的虫子，像蚂蚁一样。

老刘妻子：苍蝇也要叮的，苍蝇一叮，越发要烂了。

老刘儿子：到了夏天，伤口总是有股气味，所以他基本上一年四季都戴个帽子。因为这个原因，他也不愿意跟人交流，显得比较闭塞。

因为伤口有股气味，老刘每天都要清洗。为了不麻烦家人，他每天早上只能躲在厕所里，对着镜子，艰难地清洗后脑勺的伤口。

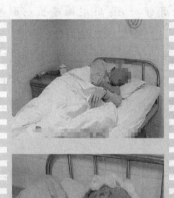
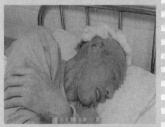
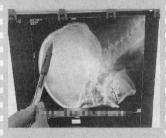
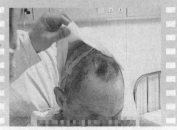

老刘儿子：看到爸爸这样，我们的心里都不好受，所以我们就尽量想办法给他治疗。

过去限于家里的经济条件，老刘一直没有好好地坚持治疗，如今，家里的经济条件有了很大的改善，老刘决定再好好地治一治，于是他又到处求医。但很多医生看到他的伤口，都无奈地摇头，并建议采取不断换药等保守治疗。

就这样，老刘头上的伤口依旧没有好转，而且，经医学专家的深入仔细地检查，他头上的伤口已发生了让人揪心的恶变。

记者：赵医师，老刘的伤口怎么了？

整形外科主任赵启明：他的病史已经有15年了，当时由于碎骨的刺激，皮肤溃烂一直好不了，反复刺激已经引起了癌变。他患的是基底细胞癌，是皮肤癌的一种。

基底细胞癌是一种最常见的皮肤

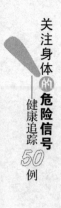

恶性肿瘤,其特点是发展缓慢,可破坏局部软组织,而潜伏期可长达20～30年。

医生说,与其他肿瘤相比,基底细胞癌极少发生转移,老刘的癌肿也没有任何转移的迹象,只要把所有癌变的皮肤彻底切除,修复好之后,他的生存几率还是很大的。因为老刘的伤口一直没有得到很好的治疗,要是再不手术,他的伤口还会进一步恶变,并随时危及生命。因此,老刘做了手术。

记者:赵医师,手术时的情况怎么样?

整形外科主任赵启明:我们当时给他做了清创手术,发现头皮、颅骨都烂了,颅骨上也有一个洞,里面像煤渣一样。经过科室讨论及脑外科会诊,我们为他拟订了治疗方案:第一步,彻底切除头皮的皮肤肿瘤;第二步,去除烂掉的骨板和颅骨;第三步,用钛板进行颅骨修补,再用皮瓣覆盖创面修复创口。

12个小时的手术终于完成了,老刘被推出了手术室,此时,头部所有溃烂的皮肤都已被切除。之后老刘又做了一次大手术,对于长时间溃烂的伤口,医生从他的大腿内侧和背部各取了一块皮肤移植上去。医生说,再经过一段时间的治疗,他就可以痊愈了。

记者:患者现在恢复得怎么样?

整形外科主任赵启明:经过手术以后,患者的情况稳定了,头部溃烂的伤口完全修复了。

老刘儿子:做了手术以后,病情基本稳定了,爸爸的心情也比以前好多了。

专家提醒

预防基底细胞癌等皮肤癌要注意:① 对溃疡、炎症、烧伤疤痕、日光性角化病、脂溢性角化症、皮肤白斑等皮肤慢性病,要积极及时治疗;② 不在或尽量少在烈日下活动;必须在烈日下工作者,应做好皮肤保护;③ 从事接触X线或热辐射工作的人,应做好劳动保护;④ 避免皮肤直接接触石油、沥青、焦油及砷等化学物品。

眼病的元凶

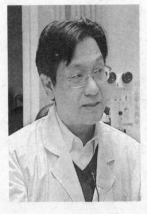

林季建

浙江大学医学院附属第二医院眼科中心主任医师、硕士生导师。对眼科各类疑难病症，特别是眼底病的诊断与治疗有丰富经验，尤其擅长现代玻璃体视网膜手术治疗和复杂性视网膜脱离、严重眼外伤及糖尿病视网膜病变的诊治。

身体征兆

步入中年的金先生，近段时间来眼睛看物体有两个影子，整天觉得晕晕的。不久后，他一觉醒来，竟然发现右眼皮睁不开了。金先生的眼睛究竟怎么了？

分析建议

根据金先生视物有双影出现复视，我们首先要鉴别的是单眼复视还是双眼复视，因为这两种情形所反映的问题是不同的。

单眼复视常由于眼部本身的疾病所引起，如屈光不正（散光）、角膜病变、白内障、晶状体脱位等原因引起，它是一个眼看物体时出现的复视；双眼复视是每一个眼看物体没问题，而双眼一起看就出现重影，大多由眼外肌麻痹或支配眼外肌的脑神经病变所引起，如肌无力、糖尿病、甲亢突眼症、脑瘤、脑卒中、动脉瘤等，最常见的是血管性疾病所致的眼肌运动障碍，多见于中年及以上人群。

后天性的眼皮睁不开或称获得性眼睑下垂，常因动眼神经麻痹、提上睑肌损伤、交感神经疾病、重症肌无力及机械性开睑运动障碍引起。

建议患者尽快到医院请眼科医生做详细

检查。

采访实例

一个多月前的一天,金先生吃好早饭正准备出门,突然感到自己的眼睛有点不对劲——看东西有重影。

视力出现异常,金先生开始还以为是自己没休息好导致的眼疲劳。可是几天后,金先生发现自己除了看东西出现重影外,还出现头晕目眩的状况;早晨起来,又发现右眼皮也睁不开了。这下他真的有点着急了,于是赶紧上医院检查。医生给他做了脑部检查,但检查结果却并没有显示出异常。

面对这样的检查结果,金先生一点也高兴不起来。既然脑子里没问题,那问题肯定出在其他地方。他怀疑他的眼病很有可能与他身上多年的慢性疾病有关。

记者:金先生,你有什么慢性病?

金先生:我患糖尿病已经好多年了,我估计可能是糖尿病引起的。

金先生带着疑问再一次走进了医院,而专家的分析诊断证实了他的怀疑。

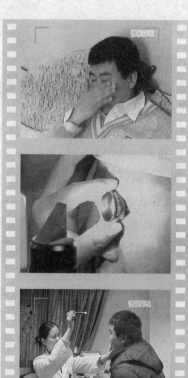

记者:林医师,患者的眼病是否和糖尿病有关?

主任医师林季建:我们了解到,患者已有15年的糖尿病病史,5年前开始出现视力下降,去年还曾在其他医院接受过眼底视网膜激光治疗。一个月前发生了双眼复视,近日又出现上睑下垂,这些很可能是糖尿病引发的眼部并发症。糖尿病可引起心、脑、肾等脏器损害,同时可引起多种眼病,如视网膜病变、黄斑水肿、白内障、新生血管性青光眼、视神经病变、葡萄膜炎、眼肌麻痹复视和上睑下垂等。

金先生出现的双眼复视和上睑下垂是由于眼外肌麻痹所至。而糖尿病常会并发神经病变,大多数为周围神经和植物神经系统病变,少数人可影响脑神经。当支配眼外肌运动的脑神经受损害时，即可发生眼外肌麻痹，患者常感到视物成双影、头晕、头痛，并出现眼球偏斜、眼球转动受限制等，有的还可出现上睑下垂和瞳孔放大，因空间定位功能紊乱而行动不便。

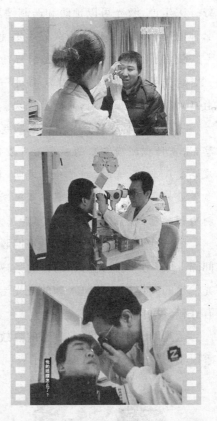

经过检查，医生发现金先生的眼部病变在几年前就已开始了。

金先生回忆，5年前，他就发现自己看东西有点模糊，因为问题并不严重，他也没有引起重视。

记者：金先生，你当时是怎么想的？

金先生：我觉得年纪大起来，眼睛肯定要比年轻时差一点。

主任医师林季建：通过这个病例，我们可以发现很多问题：第一，有些患者往往会仅仅关注自己的血糖高低，而忽视了其他方面的进展，比如说眼部症状；第二，患者对糖尿病的整个病变过程与全身病变的相关性认识不足，会导致忽视身体其他一些病变的观察。这些都是较普遍的现象，因此我们要多开展一些健康宣传工作。

研究显示，糖尿病的病程如果在5～10年以上，其发生眼底病变的比例在50％以上。几乎八成的2型糖尿病患者可患眼疾。糖尿病的并发症很多，其中眼底病变是糖尿病最常见的并发症之一，如果任其发展，最终会导致失明。

不过，医生说，金先生还是幸运的，他的视网膜病变属于Ⅲ～Ⅳ级这个阶段，即处在增殖前期。

主任医师林季建：国内将糖尿病视网膜病变分为单纯型和增殖型两型共六期，分期的目的是为了治疗和判断预后。如果我们能够早期发现糖尿病的Ⅰ期、Ⅱ期眼底改变，那么就可以在比较早期给予相应的治疗，以延缓眼底病变的发展，保住有效视力；假如病变已到Ⅴ期、Ⅵ期（就是有玻璃体出血、眼内增生性病变、视网膜脱离等），这时治疗难度极大，手术效果也不太好，只能挽救一小部分患者的视力，绝大部分患者最终将导致失明。

让金先生疑惑不解的是，不久前，他曾在当地医院接受过视网膜激光治

林季建

眼病的元凶

疗。医生说，激光可以预防和遏制糖尿病视网膜病变的进一步发展，但为什么他的病情却在治疗后不久发生迅速恶化呢？

记者：你做过视网膜激光治疗吗？

金先生：去年在当地医院打过一次视网膜激光，医生说我眼底缺血，要打三次激光，我嫌麻烦，只打了一次。

主任医师林季建：早期糖尿病视网膜病变Ⅰ～Ⅲ期的患者只需定期观察；增殖性视网膜病变的激光治疗最佳时机是在出现晚期并发症之前，即眼底病变Ⅳ期时，这时，屈光介质透明，视网膜对激光光凝反应清晰可靠，治疗效果最好；严重的Ⅲ期眼底病变称为增殖前期，也可以提前进行激光治疗，视力预后往往很好；部分黄斑水肿患者就应立即考虑激光治疗。

增殖性视网膜病变需要全视网膜光凝，一般需要3～4次才能完成，每次间隔1周。分次激光治疗的目的是减轻激光光凝对健康组织的损伤，避免激光治疗的副作用。黄斑水肿的激光治疗一般为1次，4个月后如黄斑水肿没有好转，可再行激光治疗。

激光的作用原理是通过光的热效应，对视网膜进行光凝，以抑制新生血管因子的生长，降低视网膜的耗氧量，改善视网膜的缺氧状况，从而控制病情的发展。

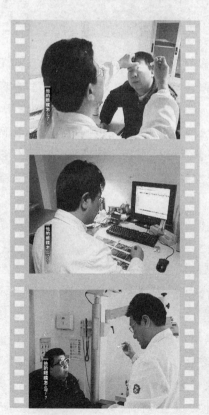

为了了解激光治疗的疗效，包括光凝斑的密度和范围是否足够、眼底病变是否好转以及是否需要补充激光治疗，像金先生这样仅仅打一次激光显然是不够的，需再做两次视网膜光凝才能完成全视网膜光凝激光术。

我们的经验是，全视网膜光凝激光治疗后2个月和6个月各复查一次视力和眼底，术后1年复查眼底血管造影。黄斑水肿应在激光治疗4个月时复查眼底，如水肿消退不明显，应做眼底血管造影检查，明确渗漏部位，以指导补充激光治疗。

因为糖尿病视网膜病变，金先生再次接受了激光治疗，经过治疗，目前他的病情稳定。医生说，金先生今后还是要控制好血糖指标，并且定期到医院复查。

记者：林医师，一年需要复查几次？

主任医师林季建：一般一年复查2～3次比较合适，我们可以通过眼底详尽的检查，借助仪器来发现一些微小的变化，并将结果存档以作对比。

专家提醒

糖尿病并发眼部病变时，有的患者会表现为近视度数的加深，或者老花度数的改变，或者看东西模糊，这些视力方面的改变早期就会表现出来，到后期就会出现视网膜出血，这样就比较麻烦了。糖尿病患者如何积极预防眼部病变呢？应该采取综合措施。早期的药物控制是非常重要的，比如用扩血管药物改善微循环，或者结合一些中成药；也可用口服降糖药或胰岛素来控制血糖。还要加强体育锻炼，定期检查血糖，注意控制饮食，忌食甜食，少用胆固醇含量高的食物如动物内脏、蛋黄等，提倡食用绿叶蔬菜、粗粮杂粮。另外，还要定期进行眼底检查，了解病情进展的程度。眼底病变的发展和糖尿病的发展是密切相关的，适时进行眼部的激光，必要时进行眼部的手术治疗，多管齐下，才能够延缓糖尿病的发展，改善患者的视力。

林季建

眼病的元凶

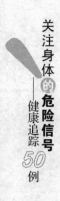

老胃病为什么会悄然消失

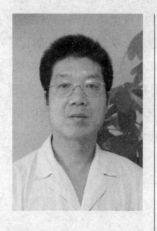

陈建永

杭州市红十字会医院(浙江省中西医结合医院)消化内科主任、主任医师,浙江省医学会消化病学分会委员。擅长于各种难治性慢性胃炎、消化性溃疡、食管炎及功能性胃肠病等消化系统疑难疾病的诊治。

身体征兆

为了治胃病,倪大姐多年求医吃药却不见疗效,胃痛的毛病反而越治越厉害。奇怪的是,当倪大姐不再把胃病当回事,把药也停掉的时候,她的老胃病却悄悄地消失了。这是怎么回事呢?

分析建议

患者需去医院消化科就诊,认真进行检查,以排除各种器质性疾病,切忌自行盲目用药或去寻找偏方,也不要以为久治不愈就认为是得了什么不治之症。

采访实例

饱受胃病之苦的倪大姐近日再次走进了杭州市红十字会医院进行复查。让她惊奇的是,尽管停药已有大半年,但与她相伴多年的顽症——慢性浅表性胃炎却已经痊愈了。为什么不吃药了,倪大姐的病反而好了呢?一切要从四年前说起。

四年前,50出头的倪大姐感到胃口越来越差,吃什么东西都没味道。当时她也没有多想,只觉得可能是天气原因引起的食欲不振,但后来发展到常常吃不下东西,而且胃部越来越不舒服,加上周围的邻居都说她瘦了很多，这才引起了她的重视。十分不安的倪大姐赶紧走进了医院。

记者：倪大姐，当时检查结果怎么样？

倪大姐：一般的身体检查没发现什么大问题，于是医生让我去做胃镜检查，结果是慢性浅表性胃炎。

慢性浅表性胃炎是消化系统的一种常见病，属慢性胃炎中的一种。按理，慢性浅表性胃炎也不是什么疑难杂症，但让她想不到的是，就是这看起来并不严重的胃炎，却让她受尽了折磨。

原来，倪大姐在查出了慢性浅表性胃炎后，开始也没把它当回事，一直在药房里买点药吃吃。

记者：后来症状缓解了吗？

倪大姐：四五年前胃痛每年发作三四次，到药房里买点药吃吃就好了。后来胃痛越来越频繁，吃了药以后稍微好一点，不吃药要痛好久。

由于胃药吃吃停停，小胃病越发越频繁，倪大姐也越来越难受了。倪大姐说，后来胃部时不时地就会发生烧灼感，严重的时候会出现剧烈疼痛。

都说"病急乱投医"，在过去的四年时间里，倪大姐到处求医，连民间的偏方也尝试了不少，但病情非但没有好转，反而一天天地加重了。

于是倪大姐不停地换医院、换药物，但换来换去病情一点也没有改善，倪大姐的精神状态也几乎到了崩溃的边缘。

倪大姐：我怎么看都看不好，这个毛病害得我饭也吃不下，觉也睡不好。我很担心，是不是患上胃癌了？

倪大姐的病情反复发作，使她感到越来越害怕，为进一步搞清病因，倪大姐走进了杭州市红十字会医院。

主任医师陈建永：这个患者的症状主要是上腹部不舒服、饱胀、疼痛，还

陈建永

老胃病为什么会悄然消失

217

有消化不良的症状,检查结果也是慢性浅表性胃炎。

根据倪大姐的病情和以往的经历,医生跳出了一般的治疗思路,在对症治疗的同时试图寻找新的病因。医生的考虑是,除了胃病以外,倪大姐身上会不会有引起胃病的其他原因?医院马上组织专家对倪大姐进行了会诊。

主任医师陈建永:胃镜检查结果就是普通的胃炎,关键是吃了很多药,始终不能缓解。这是为什么?我们仔细考虑了一下,可能还有精神方面的问题,于是我们请了杭州市第七人民医院的精神科医生前来会诊。

记者:精神科医生是怎么认为的?

杭州市第七人民医院精神科副主任医师唐文新:其实在胃肠道疾病的发病原因中,心理因素占了很大的比重,所以胃肠道疾病也是一种心身疾病。我们通常说,胃肠是人心的一面镜子,心理因素往往容易从胃肠道反映出来。因为患者生病以后,通过多家医院的辗转治疗以后,在效果不理想的情况下,就会出现焦虑心理,而焦虑心理又会反过来影响胃肠道。

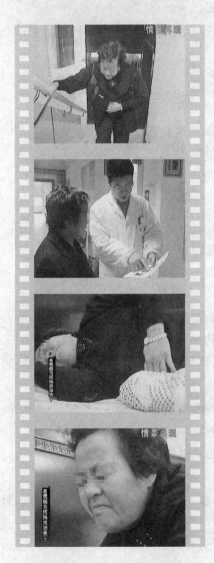

医生通过仔细观察和与倪大姐进行多次深入交谈后发现,她所表现出来的胃肠道症状,其实很多是由于精神因素引起的功能性消化不良。

专家说,功能性消化不良的发病因素很多,其中精神因素是常见的诱因。在精神紧张或抑郁状态下,胃的运动与分泌功能减弱,肠蠕动呈抑制状态;焦虑或抑郁还可引起体内某些激素分泌失调和植物神经功能紊乱,从而导致功能性消化不良。

专家分析认为,倪大姐从查出慢性浅表性胃炎开始一直在接受治疗,但是短时间内没有起到立竿见影的效果,于是她开始胡思乱想,导致精神压力越来越大,这样一来,就引发了功能性消化不良,于是她又把后者的症状归咎于浅表性胃炎上,如此,形成了一个恶性循环。在搞清楚倪大姐的病情后，医生为她制定了新的治疗方案。

记者：像这种情况应该如何治疗？

主任医师陈建永：除了针对慢性胃炎的治疗，我们着重在精神方面做了一些处理。第一，给予精神方面的安慰；第二，找出了疾病的原因，消除了患者的顾虑；第三，让患者保持有规律的生活，思想放轻松；第四，再加上药物辅助治疗。

杭州市第七人民医院精神科副主任医师唐文新：患者的确有明确的慢性胃炎，针对这方面，给予保护胃黏膜的中西药进行治疗。由于患者常常伴有焦虑、紧张的情绪，所以要进行必要的抗焦虑治疗。

实施一系列针对性治疗措施后，倪大姐的精神状况有了好转，倪大姐心中的一块大石头也终于落了地。现在倪大姐听从医生的意见，注意保持良好的生活作息和饮食规律，保持良好的心态，虽然停药半年多了，胃痛的症状却一直没有出现过，体重也恢复到了以前的状态。

记者：这种病会复发吗？

主任医师陈建永：保持乐观的情绪，加强体育锻炼，保持好的心态和心情，这样，复发的概率就会变得很小。

专家提醒

一旦发现反复出现上腹部不舒服，要及时到医院检查，绝对不能想当然地去药店随便买药吃，因为有些胃炎可能伴有其他疾病，而有些胃病的症状和它的严重性是不成比例的。也就是说有些胃病症状轻，但病情却并不轻。

陈建永

老胃病为什么会悄然消失

失眠背后的隐情

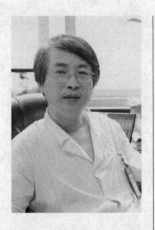

施剑飞

杭州市第七人民医院精神科病区主任、主任医师、教授、硕士生导师，浙江省医学会精神病学分会委员。擅长于焦虑症、抑郁症、精神分裂症、老年性痴呆和各种心理应激所致精神障碍的治疗。

身体征兆

连续几个月的失眠，让蔡女士痛苦万分。同时，蔡女士还发现自己的记忆力也下降了，经常丢三落四，刚刚做过的事情转眼就忘记。当医生深入了解她失眠的原因时，蔡女士竟支支吾吾地说不出来，像在回避着什么。这究竟是怎么回事？

分析建议

暂时性的失眠和记忆下降，人体通过自身调节可以恢复；但是如果失眠和记忆下降伴有强烈的情绪反应，且工作、学习、生活明显受到影响，而自身又无法解决时，就要注意是否是患了心理障碍，应及时寻求心理医生的帮助。

采访实例

40多岁的蔡女士算得上是一位事业成功的女性，过去她的睡眠状况一直不错，但在三个月前的一个晚上，蔡女士突然彻夜失眠了。让她没想到的是，从此之后，不管她多累多困，就是无法入睡。

记者：睡不着时会出现怎样的情况？

蔡女士：明明很困，但躺在床上就是睡不着。

我试过很多方法,包括数数,后来睡不着时干脆爬起来去跑步,跑累了再去睡,但都没有用。

蔡女士为何总是失眠呢?开始她以为是自己工作压力太大,头脑里想的事情太多引起的,也许过几天,睡眠就会恢复正常的。让她没想到的是,这样的失眠竟然缠住她不放。无奈之下,她想到了吃安眠药。

记者:安眠药的效果如何?

蔡女士:刚开始是有用的,但是后来效果越来越差,加大剂量也没有用。

持续的失眠让蔡女士感到全身乏力、精神委靡,连记忆力也大不如以前了,做事情经常丢三落四,刚做过的事情转眼就忘记了。

蔡女士自己开了一家公司,公司里每天有许多事情等着她去处理。但受晚上失眠的影响,让她白天无精打采,对任何事情都没有兴趣。到后来,她连吃饭也不想吃,整个人感觉有气无力的,这让蔡女士既痛苦又非常着急。

记者:一直失眠,你感觉身体状况怎么样?

蔡女士:我感觉自己的身体一天不如一天。原来我的体重有120多斤,现在只有100多斤了。

持续的失眠使蔡女士的整个生活都乱套了,无奈之下,她只能走进医院,寻求医生的帮助。然而在门诊室,蔡女士却要求独立就诊,与医生个别交流。

记者:施医生,患者当时的情况如何?

主任医师施剑飞:患者进来以后神情比较焦虑,并要求独立就诊,她把诊室里的其他人都劝到诊室外面去了。

让医生感到奇怪的是,在详细了解了蔡女士的失眠情况后,医生问及她的失眠原因时,她显得支支吾吾,不愿正面回答问题。这里会有怎样的隐情呢?

在医生的再三询问下,蔡女士终于把一直隐藏在心里的一件事情说了出来。

记者:究竟是怎么回事?

主任医师施剑飞:她说,三个多月前,她偶然发现丈夫的手机里面有

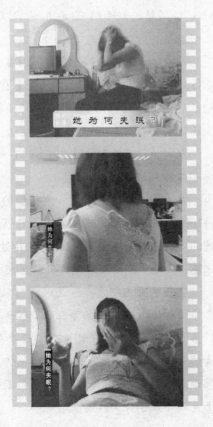

施剑飞

失眠背后的隐情

别的女人跟丈夫搞暧昧关系的内容。

原来在三个月前，蔡女士偶然看见丈夫的手机里有别的女人写给他的短信，内容非常暧昧。看到这样的短信，蔡女士心里自然很不舒服，因为在她内心里，丈夫是一个很忠厚的人。为了搞清楚情况，蔡女士很快采取了跟踪丈夫的办法。这一跟踪，还真让蔡女士傻掉了。

蔡女士亲眼看见自己的丈夫和别的女人搂在一起，这个情景让她的心都破碎了。她甚至不知道，那天她是如何回到家的。

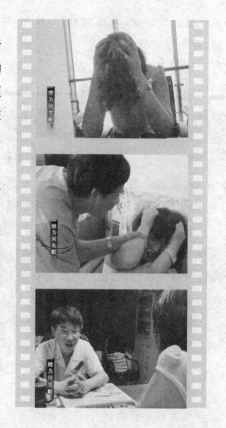

记者：当时心里感觉如何？

蔡女士：我原来以为我的家庭是很美满的，没想到他竟然背着我和别的女人调情，当时的感觉真是欲哭无泪。

蔡女士说，他们俩刚结婚的时候，家里的生活条件很差，为了改善生活条件，她白天去一家企业上班，晚上在家附近摆地摊，经过多年的打拼，后来她办起了自己的公司，家里的经济条件也越来越好。可是没想到钱多了，丈夫却出轨了，这现实让她怎么都无法接受。

蔡女士：一想到这些年来我们一起经过的风风雨雨，心里真的很难受，他怎么可以这样对我。

蔡女士的丈夫是一家事业单位的职员，平时不是在单位上班就是一个人待在家里（孩子在国外念书）。随着蔡女士公司的生意越做越大，她每天要处理的事情也越来越多，所以和丈夫相处的时间也越来越少，相互之间的话也越来越少。她丈夫明显地感到自己在家里没有一点地位，甚至是可有可无的。

主任医师施剑飞：形成这样的状况有几个方面的原因：一是女方把注意力过分地放在自己的事业上，没有花很多精力去经营家庭，二是两个人的性格特点不同，女方在性格上比较要强。但是另一方面，她既认为丈夫并非真的是一个不地道的人，但同时她仍然很难接受这个事实。虽然丈夫一再表示自己错了，而且保证今后再也不会发生那样的事了，但她还是很纠结，于是就导致了她的情绪失控。

蔡女士说,自从知道丈夫出轨的事后,就跟他分床睡了。也就是从那天开始,她出现了失眠的症状。

记者:施医师,蔡女士究竟得了什么病?

主任医师施剑飞:这种情况在临床上称为急性应激性心理障碍。通俗地说,应激性心理障碍是指一个人经受了比较大的打击以后出现的精神活动异常状态。

鉴于蔡女士的病情已经有点严重了,医生给她制订相应的治疗方案。

记者:施医师,你为患者制订了什么治疗方案?

主任医师施剑飞:首先是药物治疗,用一些药物适当控制她的情绪反应(如焦虑的情绪),同时改善睡眠质量;其次心理治疗,帮助其合理地宣泄情绪;再次是给予行为方面的指导,如感觉自己有情绪,就采取握握球、去健身房等方法缓解压力。

此外,施医师还说,应激性心理障碍需要及时干预。

主任医师施剑飞:蔡女士也有冷静的时候,因为她还是要面子的。但是丈夫有外遇这种事件又不同于普通的应激反应。普通的应激反应只要脱离这个刺激环境,回到家里面就可以解决;但是由于事件本身就发生在家里,这种刺激就变成一种持续状态,所以患者会很痛苦。

记者:如果不及时治疗,会有什么后果?

主任医师施剑飞:患者会出现精神方面的症状,如注意力不集中,记性变差;整天想着这个事情,会影响人际关系,出现忽略或者退缩;身体状况也会受到影响,出现睡眠不好、月经紊乱、心悸、胸闷、血压变化,人会老(憔悴)得特别快。

经过一系列干预和治疗,蔡女士的病情很快有了好转。

施医师说,蔡女士个性中的急躁、要强、固执、自我、要面子、情绪化的特点加剧了她的症状,最重要的是在经营事业的同时不要忽略了家人,忽略了家庭情感建设,无论怎样忙也要留点时间给家人。当然她丈夫的做法也是不可取的,应该与妻子及时地进行沟通,表达宿怨。

专家提醒

类似婚外情的事情发生后,无论是男方还是女方,首先要进行合理评估,考虑还有没有感情基础,同时从事件中去汲取教训,重新去反思,这个很重要。在这个过程当中,如果一方已经出现了心理障碍的症状,还是需要通过心理治疗和药物治疗来帮助患者恢复理智,将事情合理解决,而不是任由情绪泛化,最终导致事业和家庭受损。我们要做的是限定伤害,而不是扩大伤害。

施剑飞

失眠背后的隐情

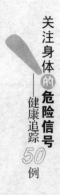

少女的行为反常之谜

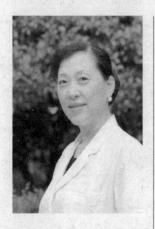

丁 瑛

杭州市第七人民医院二病区（中西医结合病区）科主任、主任医师、硕士生导师，杭州市医学会精神病学与心身医学分会委员，杭州市名中医。擅长中西医结合治疗精神分裂症、抑郁症、躁狂症、焦虑症、强迫症、失眠症、疼痛障碍、进食障碍等精神疾病以及抗精神病药物所致的副反应。

身体征兆

半年前，父母的乖巧女儿、活泼可爱的高中女生小惠突然像变了个人一样，她变得不合群了，而且也不爱说话，整天疑神疑鬼的。小惠的反常行为，究竟是什么原因引起的呢？

分析建议

精神分裂症的病因仍不明确，还不能做到一级预防，所以，早期发现、早期治疗对预后的影响至关重要。精神分裂症早期主要表现为：

1. 较长期地沉溺于不切实际的苦思冥想之中，或进行与学习、工作无关的高深问题的探索。

2. 思维模糊不清，感到空虚或脑子中有不停的思想活动以至无法休息。

3. 出现失眠、多梦、头痛、头昏、精神委靡、记忆减退等症状，却没有求治的迫切要求。平时性格内向，孤独少言。

4. 对家庭缺乏关心和亲切感，甚至有反感和敌意，易伤感或激动，情绪变得不稳定。

5. 无明确的自杀原因，却能产生强烈的自杀企图。

6. 与过去判若两人，表现为懒散、孤僻、被动、与人疏远、不守纪律,对工作学习无兴趣,导致学习、工作效率下降。

7. 因躯体有不适感,过分强烈要求就医。

8. 具有家族精神病史,并有内向、孤僻、胆怯、腼腆、敏感、依赖性强、好幻想、主动性差等分裂样人格,颅脑外伤史等为发病的风险因素。

若发现患者有上述表现时,应及早带其到专科医院就诊,以免错过最佳治疗时机。

采访实例

记者: 小惠你那时经常会有什么感觉?

小惠: 那段时间就是感觉经常有人在监视我、看着我,还叫我的名字,但找来找去却找不到那个人。

小惠为什么总是会有这样的感觉呢?究竟是她的幻觉还是确有其事呢?一切还要从四年前说起。

当时的小惠正在一所普通中学念高一,而且成绩出色,乖巧可人。为了能让小惠考上名牌大学,做父母的一商量,决定让她换所学校,于是把她送到一所全封闭管理的学校去学习。

记者: 你感觉那所学校怎么样?

小惠: 那所学校的学生个个都很优秀,学校每天把课程排得满满的。

在新的班级里,小惠的成绩并不算出众,班里的同学互相交流也不多,大家似乎都在拼命学习,争取考上名牌大学,这在无形之中给她带来了很大的压力。

来到新学校几个月,小惠很不适应,平时吃得很少,晚上睡觉也不好,白天经常打不起精神。

记者: 那时身体怎么样?

小惠: 我每天都觉得很累,白天没什么精神。

有一次,小惠因为感到胃不舒服,想吐,吃了药,在寝室休息了几天。

小惠的家人还专门给她寄了些保健品,好让她调理一下身体。从那之后,原本开朗的小惠渐渐变得不爱说话了。不久,一些意想不到的情况也接着发生了。

记者: 发生了什情况?

小惠: 我在寝室休息了几天没去上课,后来回到班里,我觉得同学看我的眼神都很奇怪,总觉得他们在背后议论我。

记者: 他们都议论你什么?

小惠: 说我娇生惯养,不能吃苦什么的。

丁瑛

少女的行为反常之谜

225

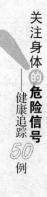

小惠渐渐地觉得同学和室友都在疏远她,于是她给妈妈打了电话。

记者: 小惠在电话中对您说了什么?

小惠妈妈: 她说她不喜欢那边的同学,她想回家,她还说同学老是议论她。我就对她说,你实心念书,人家要说什么就让他们说去。

从那以后,小惠变得更加沉默寡言了,有时候她感觉到班上的同学在跟踪她,可是回头却看不见有什么人。就这样,小惠提心吊胆地过了一年,精神状况变得很差,别说学习了,就连生活也变得不正常了。小惠的父母知情后,考虑可能是学习压力太大的缘故,于是就把她接回家,想让她回家休息一段时间,等精神状况好一点再回校学习。

回家之后,小惠的精神状况一直没有好转,晚上睡不好,吃什么都没胃口。

记者: 当时她的精神状态怎么样?

小惠妈妈: 吃饭没胃口,不太爱说话,晚上睡觉也不好,有点像神经衰弱,于是我就带她去神经科看了看。

记者: 医生怎么说?

小惠妈妈: 医生说是神经衰弱,休息几天就会好的,还开了点药。

回家之后通过吃药,加上父母的细心照料,小惠的精神状况慢慢有了好转,脸上渐渐有了笑容。就在小惠父母准备让她回学校上课时,另一件意想不到的事情发生了。

记者: 又发生了什么事情?

小惠妈妈: 那天看她一个人坐那里在笑,我就问她:你在笑什么,她说她没笑。

带着一丝不安,小惠的家人开始留意她的一举一动。除了吃饭和上洗手间,小惠很少出房门,父母觉得女儿像变了个人似的。

记者: 小惠的性格原来是怎么样的?

小惠妈妈: 我女儿本来很活泼的,老是喜欢围着我妈妈长妈妈短地和我说话,现在不怎么爱说话了,老是待在房间里,问她半天才说几句。

转眼间,小惠休学在家已经有大半年了,而近段时间她的一举一动都显得很怪异,有时会打电话给朋友,说家里人怎么不好;有时又自言自语,不知道在说些什么。

小惠妈妈: 有时看她的眼神怪怪的,就像中了邪一样。

小惠出现的奇怪状况让她的父母越来越担心,小惠究竟怎么了?为什么她会变成这样?于是,小惠的妈妈再次带着她上了医院。

在医院,小惠接受了脑电图、CT、血常规等一系列检查,结果都是正常的。于是，医生建议她们到精神科去看一下。

记者：精神科医生是怎么诊断的？

小惠妈妈：医生说我女儿是精神分裂症。医生的话就像晴天霹雳，好端端的女儿竟然患上了精神病。看着她这个样子，我的心都要碎了。

就这样，一年、两年、三年……小惠每天要做的事除了吃饭、吃药、睡觉外，就是一个人躲在墙角喃喃自语。她的脾气也变得越来越暴躁，经常把家里的东西摔得乱七八糟，小惠的妈妈只能是终日以泪洗面。

记者：看着您女儿这样，您是怎么想的？

小惠妈妈：难道我女儿就这样完了吗，我不相信，我一定要治好她。

于是，小惠妈妈带着女儿找到杭州市第七人民医院的专家。

记者：丁医师，患者刚来时是什么样的情况？

主任医师丁瑛：接诊时患者的情绪比较紧张，对医生也比较抵触。在家人和医生安抚下，患者终于肯配合做相关检查了。经过详细的精神检查，发现患者存在言语性幻听、关系妄想、被害妄想，情感反应不协调、自知力缺失。结合病史以及精神检查，患者在思维、情感、行为等方面都存在着不同程度的异常，符合精神分裂症的诊断。

记者：丁医师，精神分裂症是一种什么样的病？

主任医师丁瑛：精神分裂症是一种持续、慢性的精神疾病，是精神病里最严重的一种，是以基本个性、思维、情感、行为的分裂，精神活动与环境不协调为主要特征的一类最常见的精神病，多在青壮年期发病，进而影响行为及情感。

记者：针对她的病情，应该怎样治疗？

主任医师丁瑛：首选药物治疗，在疾病缓解、患者的配合度改善后可以加强心理治疗，辅以心理疏导，以改善患者的认知。如果光靠药物，不配合心理治疗，对疗效也是会有一定影响的。

丁瑛

少女的行为反常之谜

经过几周的治疗,小惠的病情渐渐好起来了,看到女儿一天天好转,小惠妈妈的心里感到十分欣慰。

记者: *治疗以后效果怎么样?*

小惠妈妈: *我看到她的气色一天天好起来了,脸上也有笑容了,以往那些怪异的现象也消失了。*

主任医师丁瑛: 治疗两周以后,患者的幻听消失,妄想内容有所动摇,情绪改善,治疗配合度较好。治疗一个月以后,患者的精神症状基本消失,交流时主动、有礼貌、表情自然,对疾病有一定的认识。

小惠在杭州市第七人民医院接受了近两个月的治疗后,精神状况、行为都逐渐恢复了正常,接着就出院了。医生说,小惠出院后除了按时服药外,还要定期复查。

小惠终于康复出院了,而小惠的父母一直不明白,好端端的女儿怎么会患上了精神病。据了解,精神分裂症的病因目前仍不清楚,但与遗传、社会环境、个性基础等因素有关。医生分析,小惠在换学校读书后,对新的读书环境不适应,再加上过重的学习压力,都可能成为她发病的诱因。

主任医师丁瑛: 患者到了一个新的环境后,由于不适应,开始出现一些神经衰弱的表现,如睡眠差、胃口差;还有多种躯体不适,如肌肉酸胀、胸口闷等等,有时候会无缘无故地感到紧张、害怕。再加上患者原来对自己的期望值也很高,所以压力更大。这些客观因素和她脆弱的心理素质可能成为发病原因。

现在小惠已经恢复得相当好了,不仅症状消失了,而且生活自理能力、社交、工作等能力都已恢复到病前的水平。医生说,对于像小惠这样的精神分裂症患者,最重要的是家人在后续治疗等方面给予关心,以防疾病的

女生小惠怎么了

复发。

记者：患者的后续治疗还有哪些？

主任医师丁瑛： 作为家属要督促患者服药。药物应由家属来保管，同时要密切观察病情，对患者要给予更多的关爱、关心，但不要过度紧张害怕，甚至嫌弃患者。要尽量陪同患者定期来复诊，督促患者做一些力所能及的事情，促进其社会功能的恢复。

记者：在饮食方面要注意哪些？

主任医师丁瑛： 一般来说，烟酒、浓茶、咖啡、可乐以及一些有提神作用的功能性饮料最好不要饮用，同时应慎用人参及一些补品。

专家提醒

对于精神分裂症，发现越早治疗效果和预后就越好。比如说这个患者，本来是个很活泼、很合群的，各方面表现也很阳光的女孩子，如果她的个性改变了，变得孤僻了、离群了，无缘无故地会发脾气了，就是情感、行为跟平常不一样时，家里人最好到相关的医疗机构去咨询一下，这样尽可能的把病情遏制在萌芽状态。

丁

瑛

少女的行为反常之谜

名医专家导航

（按目录排序）

名医专家	擅长主治	专家门诊
瞿佳 温州医学院眼视光医院院长、主任医师、教授、博士生导师	从事眼科、视光学临床诊疗、教学和研究工作近30年,主要研究近视的发生发展和干预机制、视觉功能、视觉发育等	专家门诊:未固定
汪审清 浙江大学医学院附属第一医院耳鼻喉科主任、主任医师、教授	耳鼻咽喉、头颈外科疾病的诊治,对耳鼻咽喉、头颈肿瘤的诊治有丰富的经验	名医馆门诊:周一上午;咨询电话:87236895
吴溯帆 浙江省人民医院整形外科主任、主任医师	头面部、四肢及乳房的畸形整复和美容手术	专家门诊:周五上午;咨询电话:85333333
杨建民 浙江省人民医院消化内科主任、主任医师、教授、博士生导师	消化道肿瘤的早期内镜诊断与治疗,如内镜下黏膜切除术(EMR)、内镜黏膜下剥离术(ESD)及超声内镜介入诊断与治疗	VIP专家门诊:周一下午,周二上午;专家门诊:周三全天;咨询电话:85893830、85893889、85893890
陈眉 浙江省中医院神经内科主任医师、博士生导师	对脑血管疾病、脊髓和周围神经疾病的诊断有丰富的经验在急性脑血管病的临床与实验研究及脑卒中急性期神经康复等领域有较高的造诣	专家门诊:周一下午,周五上午(湖滨院区);周三上午(下沙院区);咨询电话:87010630
吕帆 温州医学院眼视光学院执行院长、主任医师、教授、博士生导师	儿童视觉功能、近视、干眼和角膜接触镜等领域的临床和研究	专家门诊:未固定;咨询电话:88193666
杨灵萍 杭州市第三人民医院眼科主任、主任医师	在白内障、青光眼、视网膜脱离、角膜病、屈光不正等的诊治方面有丰富的经验	专家门诊:周一和周四上午;咨询电话:87827190

关注身体的危险信号
——健康追踪50例

名医专家	擅长主治	专家门诊
黄建荣 浙江大学医学院附属第一医院感染科副主任、主任医师、教授、硕士生导师	对乙型肝炎的转阴及护肝退黄疸治疗,对脂肪肝治疗,对原因不明的发热性疾病和各种细菌感染性疾病的诊治具有丰富的临床经验	专家门诊:周一下午,周三上午;咨询电话:87236713
陈 高 浙江大学医学院附属第二医院神经外科副主任、主任医师、医学博士、博士生导师	脑血管疾病、脑肿瘤、颅脑损伤的诊断与治疗,对脑血管疾病的基础和临床有较深的研究	专家门诊:周二、周四上午;咨询电话:78874713
沈 宏 浙江大学医学院附属第二医院神经外科副主任、主任医师、医学博士、硕士生导师	神经外科肿瘤、脑血管病的显微外科诊治和颅脑损伤的救治	专家门诊:周五下午;名医馆门诊:周一下午;咨询电话:13805730380、87784754
谭群亚 杭州市红十字会医院(浙江省中西医结合医院)普外三科主任、主任医师	颈部外科疑难手术,如甲状腺良恶性肿瘤根治术、颈部淋巴结核根治手术;腹部外科手术,如腹腔镜保胆取石术、单孔腹腔镜胆囊、阑尾手术等	专家门诊:周一上午;咨询电话:13857180215
王勤美 温州医学院眼视光医院执行院长、眼科主任医师、教授、博士生导师	长期以来,在屈光手术等领域不断主持引进和开展多项新手术,如波前像差引导、Q值调整的准分子激光手术、非球面人工晶状体植入和高度近视手术等,完成各种屈光手术数万例	专家门诊:预约;咨询电话:88193999
吕 宾 浙江省中医院院长、消化内科主任医师、教授、博士生导师	消化系统疑难、危重病的诊治及内镜下治疗	专家门诊:周五上午
马胜林 杭州市第一人民医院院长、杭州市肿瘤医院院长,主任医师、博士生导师	从事恶性肿瘤的综合治疗,胸部恶性肿瘤(如肺癌、食管癌、胃癌等)的放化疗、热疗、生物治疗、中西医结合治疗、个体化治疗等非手术综合治疗的基础与临床研究	名医门诊:周二下午,杭州市肿瘤医院(杭州市第一人民医院吴山院区);咨询电话:86826120

关注身体的危险信号——健康追踪50例

名医专家	擅长主治	专家门诊
毛 威 浙江省中医院副院长、主任医师、教授、博士生导师	各类心血管疾病的诊疗及危急重症的抢救,尤其在介入性心脏病学领域有很深的造诣,完成各类心脏导管介入诊疗手术逾千例	专家门诊:周五上午;咨询电话:87071770
倪一鸣 浙江大学医学院附属第一医院心胸外科主任、心脏病中心主任、主任医师、教授、博士生导师	瓣膜外科及大血管外科手术、复杂先心矫治、非体外循环下搭桥术、微创普胸手术等	名医门诊:周三上午;咨询电话:87236841
谢庆平 浙江省人民医院手外科主任、主任医师、硕士生导师	各类上肢神经卡压、上肢神经损伤后功能重建及康复;断指(肢)再植、再造,上肢血管性疾病的治疗、上肢瘢痕挛缩的畸形的矫正等	专家门诊:周一上午,周三下午;咨询电话:85893339
王跃东 浙江省人民医院微创外科主任,主任医师,博士,博士生导师	肝、胆、胰、脾、胃肠、甲状腺和肥胖症等疾病的治疗	专家门诊:周四上午;咨询电话:85893397
王 真 浙江省中医院呼吸内科主任、主任中医师	中西医结合治疗慢性阻塞性肺疾病、难治性咳嗽以及肺癌的诊断与治疗	专家门诊:周二上午,周三下午;咨询电话:86620303
杨红健 浙江省肿瘤医院乳腺外科主任、主任医师、教授、硕士生导师	乳腺癌的基础和临床研究、早期诊断、外科治疗及综合治疗;乳房重建术;乳腺癌的预防	专家门诊:周二上午;名医门诊:周二下午;咨询电话:88122058
黄先玫 杭州市第一人民医院儿科主任、主任医师	小儿心血管疾病的诊断与治疗	专家门诊:周三上午;名医门诊:周三下午;咨询电话:87065701 转 11183
黄荷凤 浙江大学医学院附属妇产科医院院长、主任医师、教授、博士生导师	不孕不育、生殖内分泌疾病和辅助生殖技术的临床诊断、治疗处理和科研	专家门诊:周二上午;咨询电话:87921694、87067766

名医专家	擅长主治	专家门诊
张 虹 浙江医院副院长、消化内科副主任医师	胃肠道疾病（慢性胃炎、消化性溃疡及 IBS 等）的诊治，尤其是胃早期肿瘤及癌前病变的检查和治疗	专家门诊：周二上午；咨询电话：87987373
刘 剑 杭州市中医院副院长、肿瘤科主任医师	胃肠道、乳腺与甲状腺及肝、胆、胰腺等肿瘤的外科手术与综合治疗，尤其是腹腔镜下胃肠手术和颈部无疤痕甲状腺手术	专家门诊：周三上午；咨询电话：85827516
滕理送 浙江大学医学院附属第一医院肿瘤中心主任兼肿瘤外科主任、主任医师、教授、博士生导师	胃肠道肿瘤、乳腺肿瘤、甲状腺肿瘤及软组织肿瘤的诊治	专家门诊：周一上午；资深名医门诊：周五上午；咨询电话：87236878、87236734
于吉人 浙江大学医学院附属第一医院胃肠乳腺甲状腺外科主任、主任医师	在胃肠道肿瘤、甲状腺肿瘤的治疗和手术方面有丰富的经验和深厚的学术造诣，在消化道疑难病的诊治方面有独到之处	专家门诊：周五上午；咨询电话：87236147
季 峰 浙江大学医学院附属第一医院消化内科副主任、主任医师、教授、博士生导师	消化内科常见病与疑难危重病的诊治，胃、肠镜操作及多种内镜下的治疗技术	专家门诊：周三上午，周四下午
肖家全 浙江省人民医院泌尿外科主任、主任医师、博士后	肾移植术，对泌尿系肿瘤、前列腺疾病、男性不育和性功能障碍的诊治有较丰富的经验	VIP 门诊：周二上午；专家门诊：周二下午；咨询电话：85893312
赵 湘 浙江省人民医院肾内科主任、主任医师、医学博士、硕士生导师	各种原发性及继发性肾脏疾病、急慢性肾衰竭的中西医结合诊治	专家门诊：周二上午；咨询电话：85893317
陈军贤 浙江省立同德医院消化内科主任、主任医师、硕士生导师	消化系统疑难疾病的诊治及内镜治疗	专家门诊：周三、周五上午；咨询电话：89972390

名医专家	擅长主治	专家门诊
李德川 浙江省肿瘤医院大外科副主任、结直肠肿瘤外科主任、主任医师	结肠癌、直肠癌的手术和综合治疗，胃肠道间质瘤的治疗	专家门诊：周一上午；特需门诊：周一下午；咨询电话：88122028
王 鸣 杭州市第一人民医院肾内科主任、主任医师	各类肾脏病，如各类肾小球疾病、急慢性肾衰竭的诊治，对肾穿刺活检有其独特的技巧	专家门诊：周一下午，周三上午；咨询电话：87065701转20281
黄常新 杭州师范大学附属医院（杭州市第二人民医院）肿瘤科主任、副主任医师、副教授、医学博士	各类恶性肿瘤的综合治疗，尤其是生物治疗达国内领先水平	专家门诊：周一下午，周三上午；咨询电话：88303633
赵国根 杭州市第六人民医院内一科主任、主任医师、教授	诊治各种类型的肝炎、肝硬化和肝癌，有丰富的抢救重症肝炎的经验，对各种疑难性黄疸、顽固性腹水的诊治有较深的研究	专家门诊：周三上午；咨询电话：13336049902
潘红英 杭州市第六人民医院内四科主任、主任医师、教授、硕士生导师	急、慢性肝炎，肝硬化，重型肝炎、药物性肝炎及脂肪肝的诊治	专家门诊：周一上午；咨询电话：85463968
黄 强 浙江省人民医院血液科主任、主任医师、教授、硕士生导师	恶性淋巴瘤、骨髓瘤、白血病、MDS、再生障碍性贫血及出凝血疾病的诊治和造血干细胞移植术及细胞免疫治疗	专家门诊：周一上午；VIP门诊：周三上午；咨询电话：85586677、15336596677
童培建 浙江省中医院骨伤科主任、主任医师、教授、博士生导师	股骨头坏死、关节炎、脊柱疾病的诊治，人工关节置换、微创关节置换、膝关节单髁置换、多关节同期置换、颈腰椎微创手术	专家门诊：周二、周四上午；咨询电话：87068001转骨伤科门诊
张 春 浙江省立同德医院骨伤科主任、主任医师	肢体严重创伤后复杂复合组织缺损的修复与功能重建，用微创手术治疗腰椎间盘突出等	专家门诊：周三上午；咨询电话：89972356

名医专家	擅长主治	专家门诊
林　进 浙江大学医学院附属第一医院风湿免疫科副主任、副主任医师、硕士生导师	强直性脊柱炎和类风湿关节炎的早期诊断、规范化治疗，系统性红斑狼疮、干燥综合征、多发性肌炎、系统性血管炎等结缔组织病的诊治	专家门诊：周一上午，周三下午；咨询电话：87236718
钱申贤 杭州市第一人民医院血液科主任、主任医师、教授、硕士生导师	对各种血液病及内科疑难杂症的诊治有丰富的临床经验，特别是对恶性淋巴瘤和多发性骨髓瘤的个体化治疗有深入的研究	名医门诊：周一下午；专家门诊：周四上午；咨询电话：87065701转20482
谢金兔 杭州师范大学附属医院（杭州市第二人民医院）骨科主任、主任医生、教授	脊柱和骨科创伤性疾病的诊治	专家门诊：周四上午；咨询电话：88303618、88303628
张学进 杭州市红十字会医院（浙江省中西医结合医院）血液肿瘤科主任、主任医师	中西医结合治疗白血病、淋巴瘤、多发性骨髓瘤、再生障碍性贫血、骨髓增生异常综合征、各种血小板减少症及乳腺癌、肺癌等各种实体肿瘤	专家门诊：周四上午；咨询电话：56109761
詹　强 杭州市中医院推拿科主任中医师、教授、硕士生导师，杭州市市级名中医	用中医综合疗法治疗脊柱和骨关节疾病	专家门诊：周一、三、四上午；咨询电话：85827568
于恩彦 浙江省人民医院党委书记、副院长、精神卫生科主任医师、教授	失眠、焦虑症、抑郁症、老年性痴呆、精神分裂症的诊治	专家门诊：周二上午（浙江省人民医院），周一上午（浙江医院）；咨询电话：85893767
许　毅 浙江大学医学院附属第一医院精神卫生科主任、主任医师、硕士生导师	各种急慢性精神障碍，如抑郁症、焦虑症、精神分裂症、睡眠障碍的诊治	专家门诊：周三全天；咨询电话：56723001
赵启明 中国人民解放军第一一七医院整形外科主任、主任医师	各种整形美容手术，尤其在头面部轮廓塑造方面具有丰富的经验；对耳鼻畸形、皮肤肿瘤的诊治及其手术修复均有较深的造诣	专家门诊：周一上午；咨询电话：13806517946

名医专家导航

名医专家	擅长主治	专家门诊
林季建 浙江大学医学院附属第二医院眼科中心主任医师、硕士生导师	现代玻璃体视网膜手术治疗和复杂性视网膜脱离、严重眼外伤及糖尿病视网膜病变的诊治	专家门诊：周一下午，周二上午，周四整天；咨询电话：87783749
陈建永 杭州市红十字会医院（浙江省中西医结合医院）消化内科主任、主任医师	各种难治性慢性胃炎、食管炎、溃疡病、功能性胃肠病等消化系统疑难病的诊治	专家门诊：周五上午；咨询电话：56109777
施剑飞 杭州市第七人民医院精神科病区主任、主任医师。教授硕士生导师	焦虑症、抑郁症、精神分裂症、老年性痴呆和各种精神障碍的诊治	专家门诊：周二上午；特需门诊：周二下午；咨询电话：85121914
丁　瑛 杭州市第七人民医院二病区科主任、主任医师、硕士生导师	中西医结合治疗精神分裂症、抑郁症、躁狂症、焦虑症、强迫症、失眠症、疼痛障碍、进食障碍等精神疾病以及抗精神病药物所致的副反应	专家门诊：周一上午；心理咨询特需门诊：周四上午；咨询电话：85126581、85126580